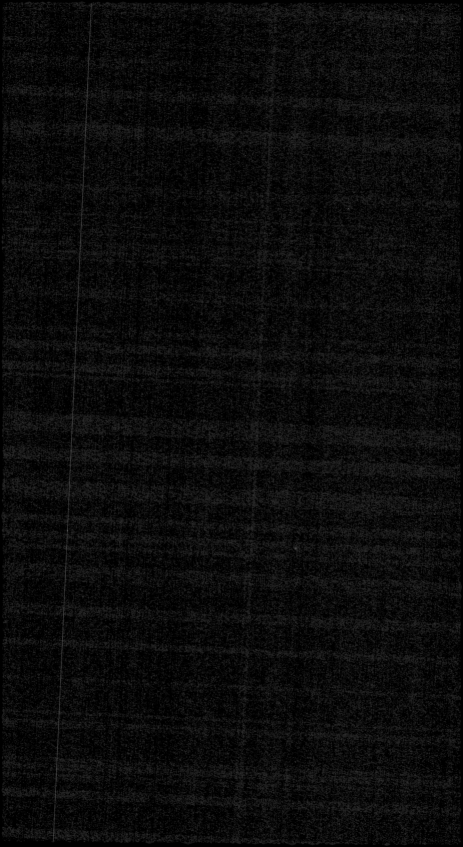

野食

春夏

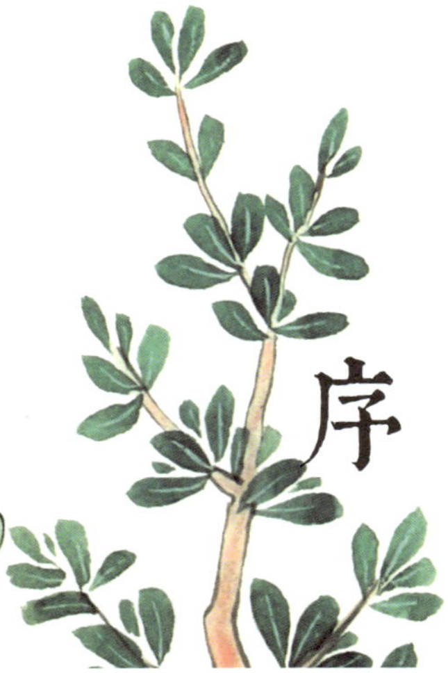

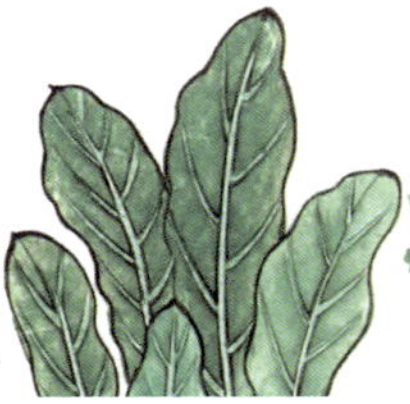

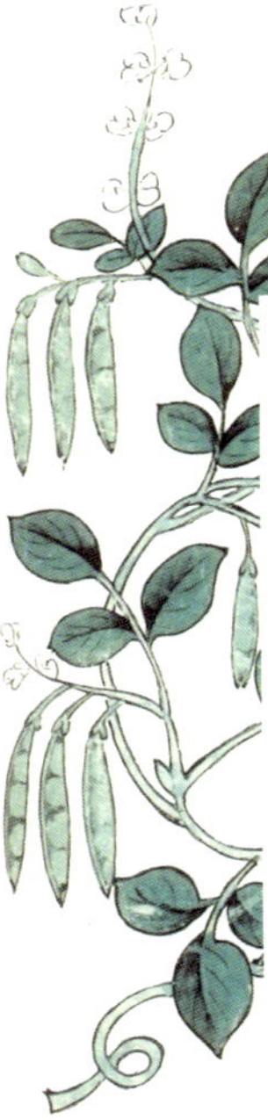

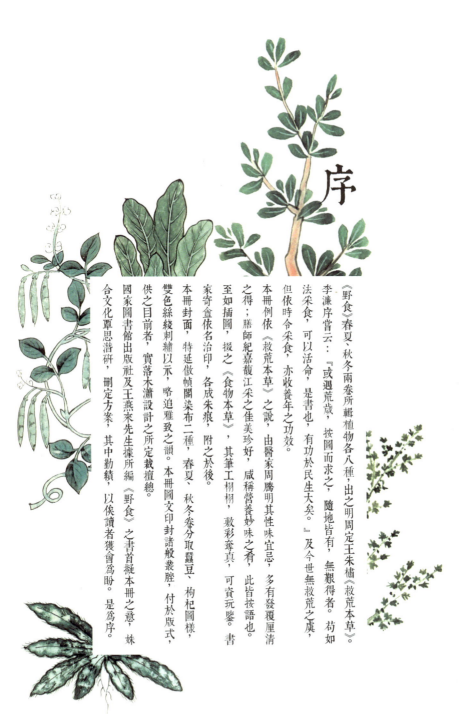

序

《野食》春夏、秋冬兩卷所輯植物各八種，出之明周定王朱橚《救荒本草》。李濂序嘗云：『或遇荒歲，按圖而求之，隨地皆有，無艱得者。苟如法采食，可以活命，是書也，有功於民生大矣。』及今世無救荒之虞，但依時令采食，亦收養年之功效。

本冊例依《救荒本草》之説，由醫家周騰明其性味宜忌，多有發覆厘清之得；膳師紀嘉馥江采之佳美珍好，咸稱營養妙味之肴，此皆按語也。至如插圖，援之《食物本草》，其筆工栩栩，敷彩奪真，可資玩鑒。書家寄盦依名治印，各成朱痕，附之於後。

本冊封面，特延傲幀閣染布二種，春夏、秋冬卷分取蠶豆、枸杞圖樣，雙色絲綫刺繡以示，略追雅致之韻。本冊圖文印封諸般叢脞，付於版式，供之目前者，實落木瀟設計之所定裁擅總。

國家圖書館出版社及王燕來先生據所編《野食》之書首擬本冊之意，姝合文化覃思潛研，刪定方案，其中勤績，以俟讀者獲會爲盼。是爲序。

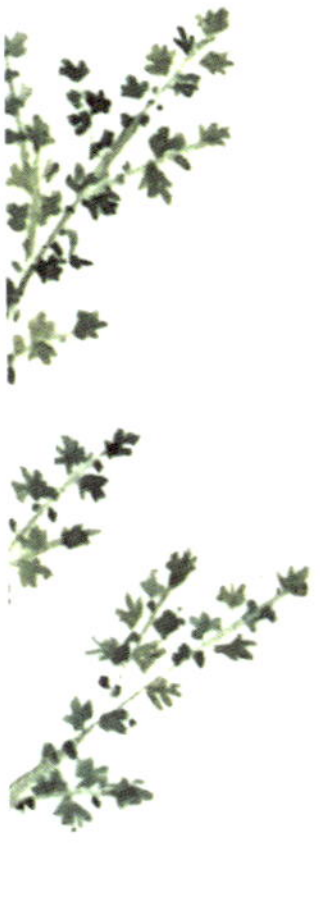

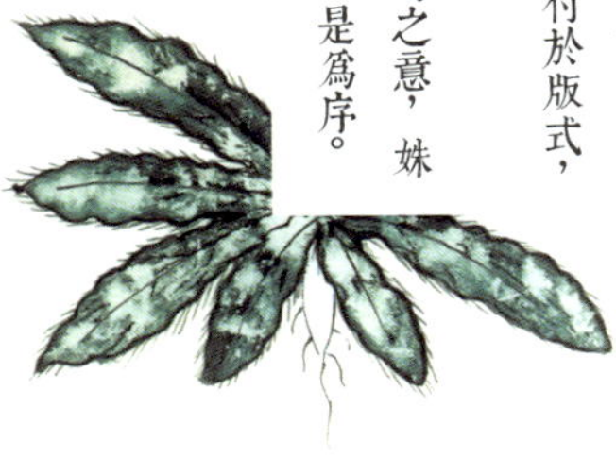

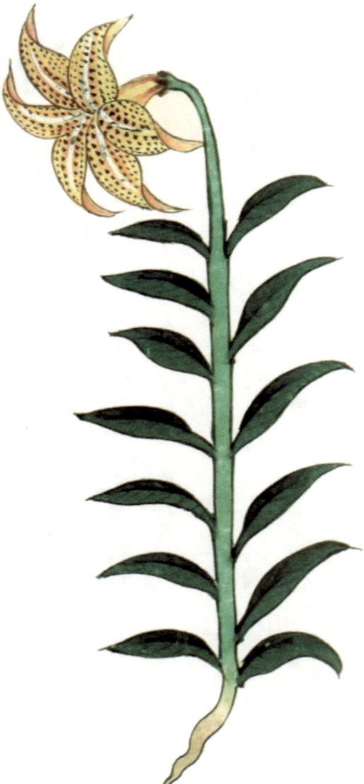

薄荷

《救荒本草》云：一名雞蘇。舊不著所出州土，今處處有之。莖方；葉似荏子葉小、頗細長，又似香菜葉而大；開細碎黲白花；其根經冬不死，至春發苗。味辛苦，性溫，無毒（一云性平）。東平龍腦崗者尤佳。又有胡薄荷與引相類，但味少甘，爲別生。江浙間彼人多作茶飲，俗呼爲新羅薄荷。又有南薄荷，其葉微小。

周按：性味辛涼。入肺、肝經。疏風，散熱，辟穢，解毒。可疏緩外感風熱、頭痛、目赤、咽喉腫痛。表虛汗多者忌服。多服久服，令人虛冷。辛香伐氣，虛者遠之。

紀按：取糯米、粳米等量水浸數日，磨細粉，加白砂糖、猪油拌匀。薄荷榨汁，入麵和匀倒入糕盤，屉蒸半小時即成薄荷糕。夏至時節，江南蘇松，半透翠緑之糕團上市，允爲雋物也。

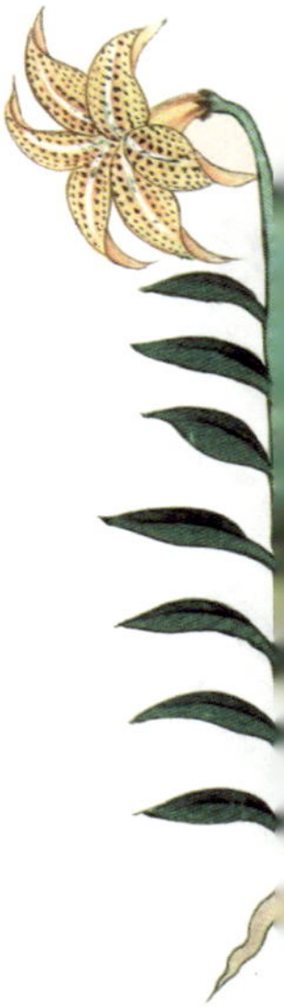

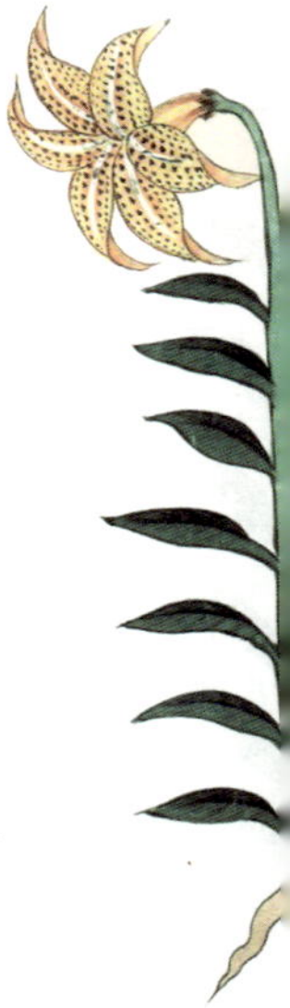

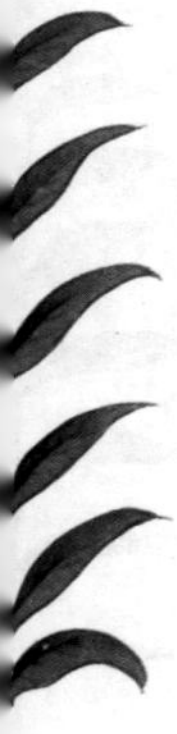

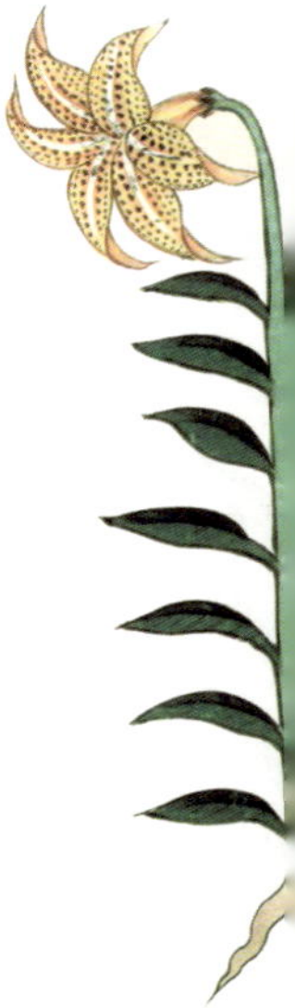

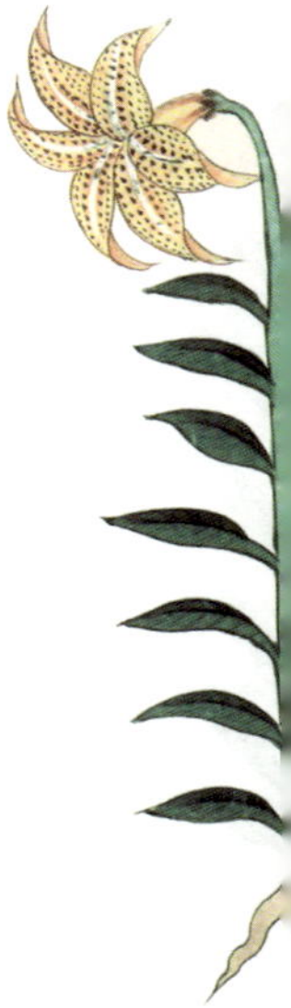

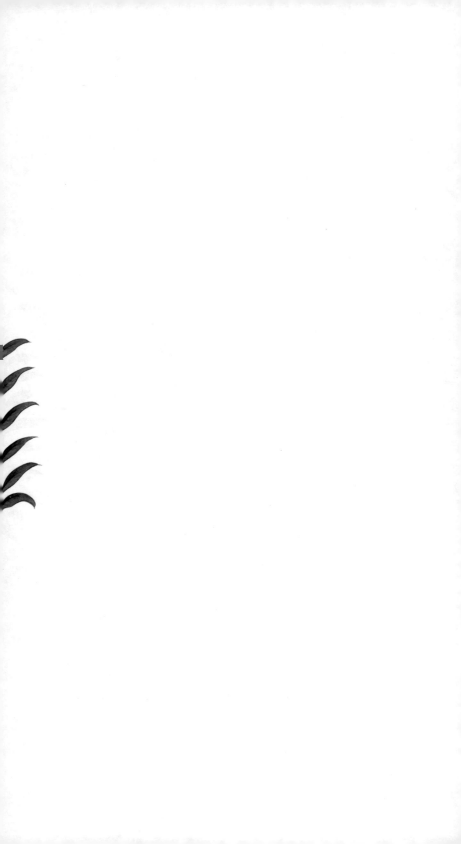

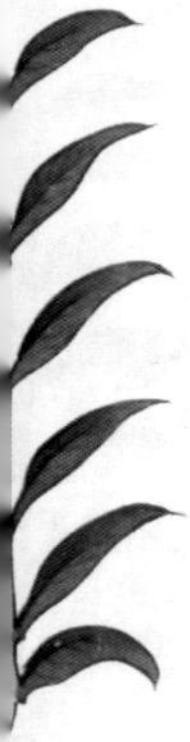

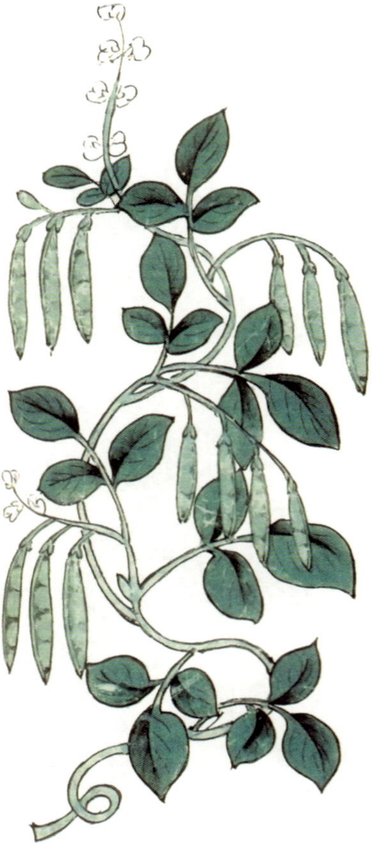

蠶豆

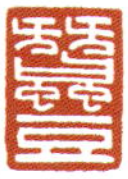

《救荒本草》云：今處處有之。生田園中。科苗高二尺許；莖方；其葉狀類黑豆葉而團長、光澤、紋脉豎直，色似豌豆頗白；莖葉梢間開白花；結短角，其豆如豇豆而小，色赤。味甜。

周按：性味甘平。入脾、胃經。健肝，利濕。性滯，中氣虛者食之腹脹。

紀按：江蘇吳江蠶豆，個小、皮薄、細膩。立夏甫過，取菜籽油爆細香葱，入蠶豆、鹽、糖、水，微火燜一刻鐘。復撒半碗細葱碎出鍋。聞之葱香撲鼻，食之豆香軟糯。

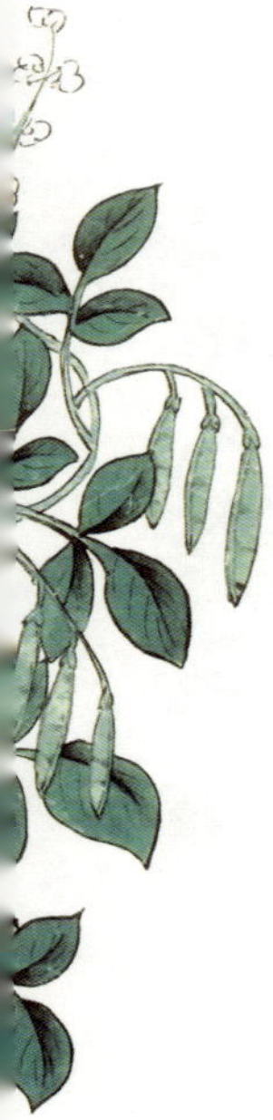

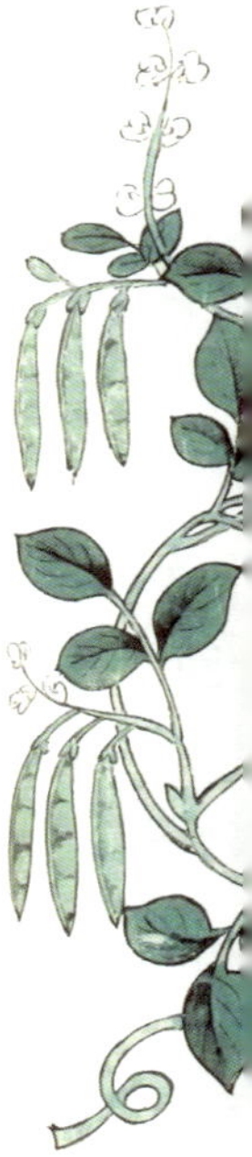

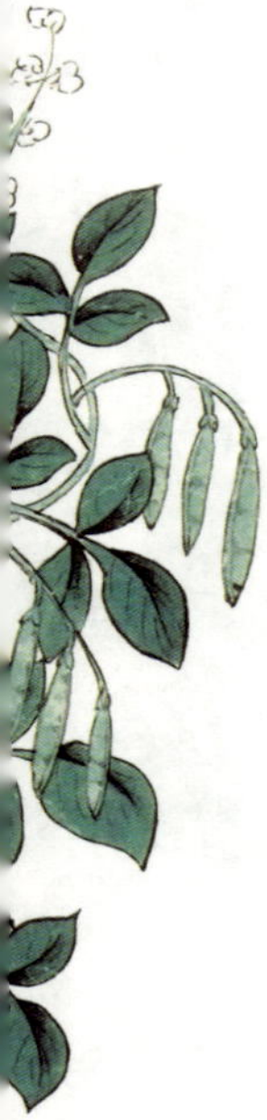

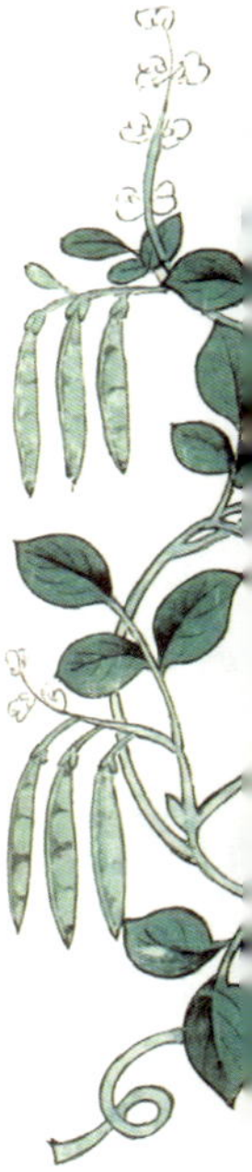

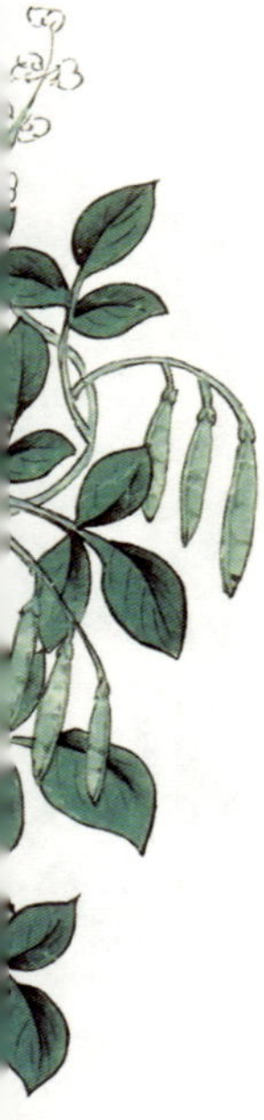

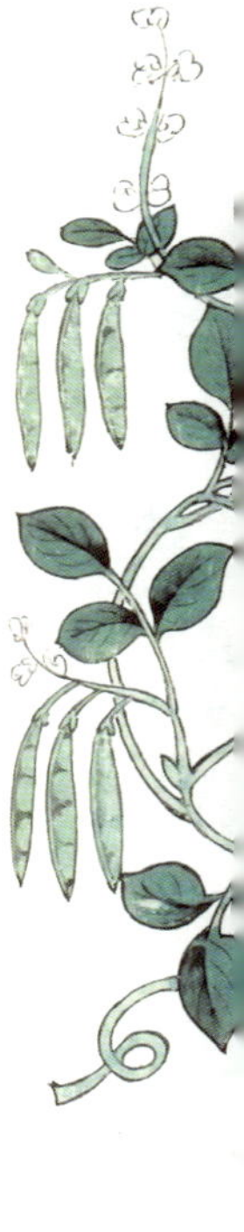

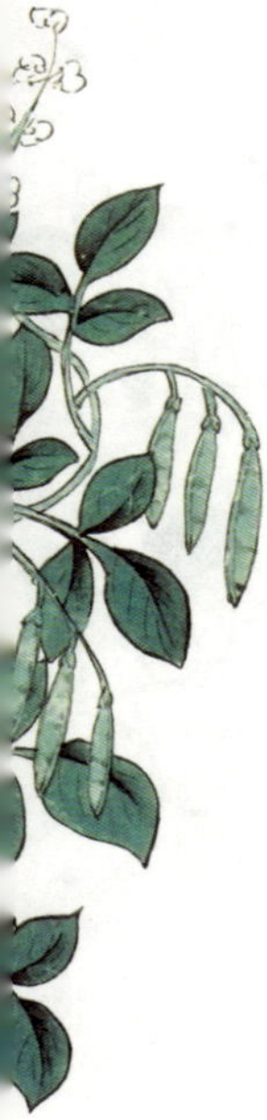

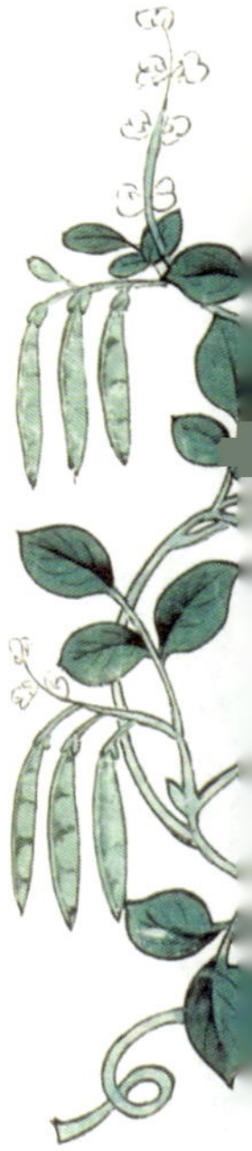

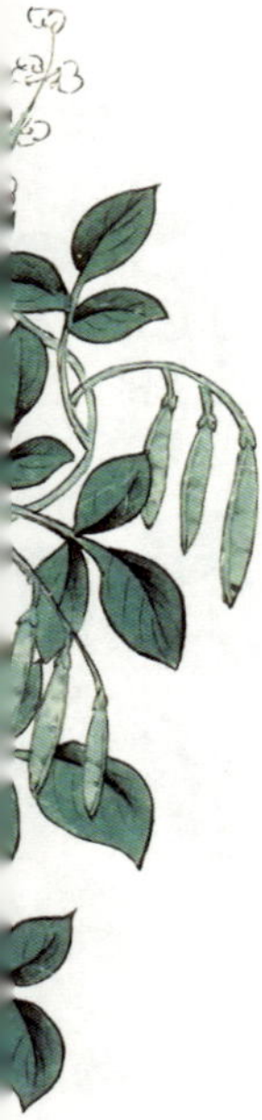

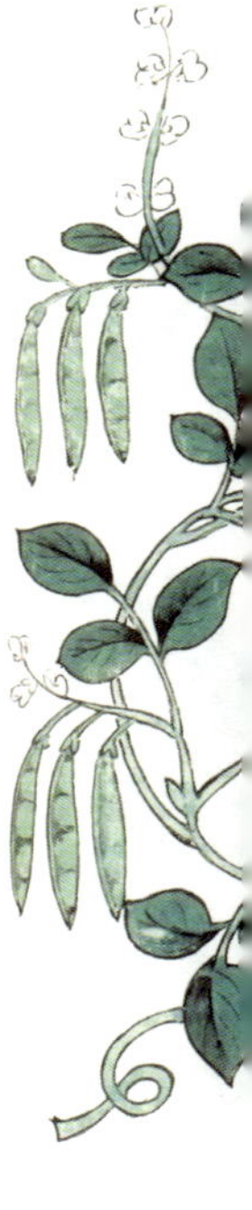

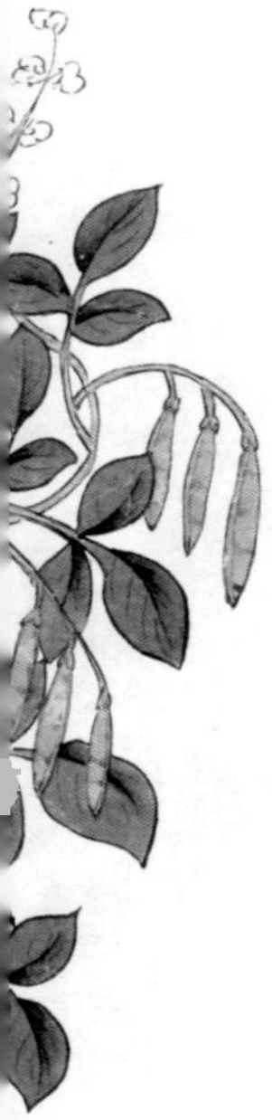

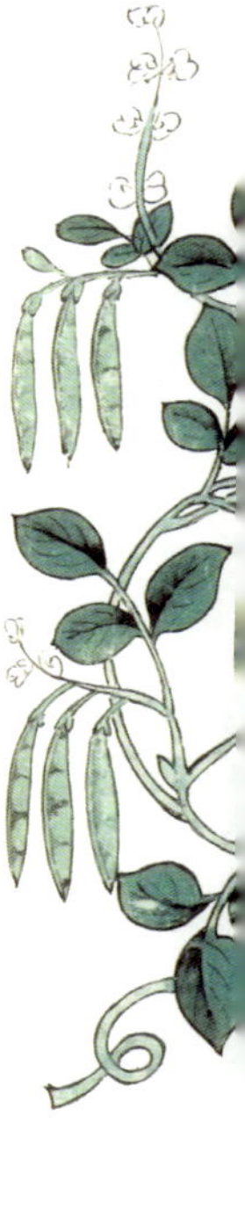

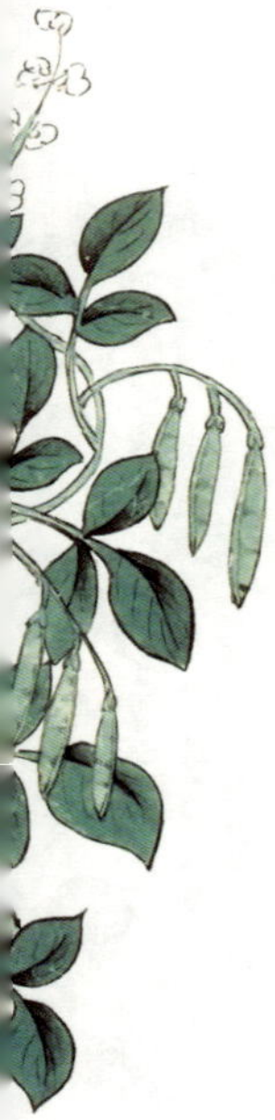

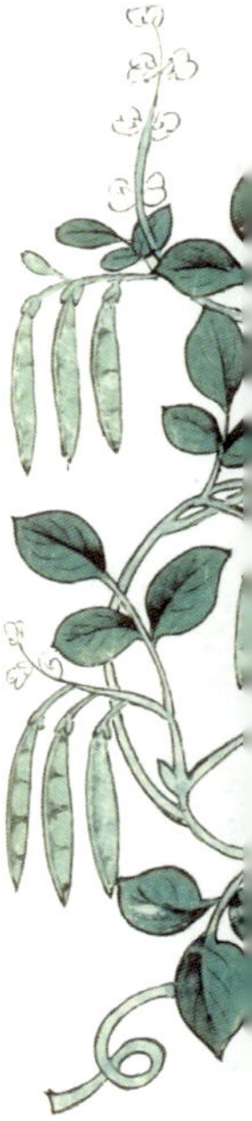

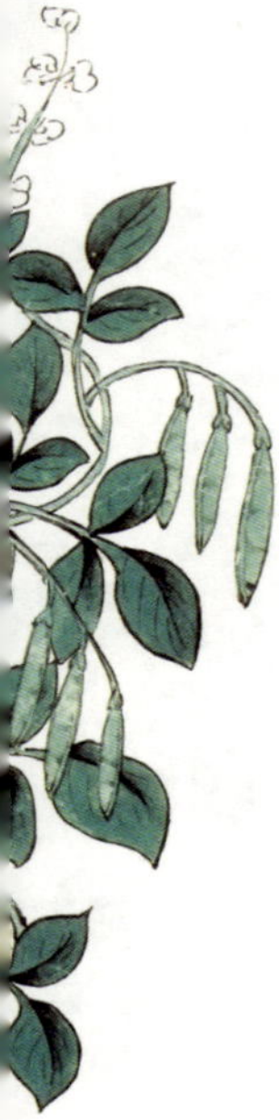

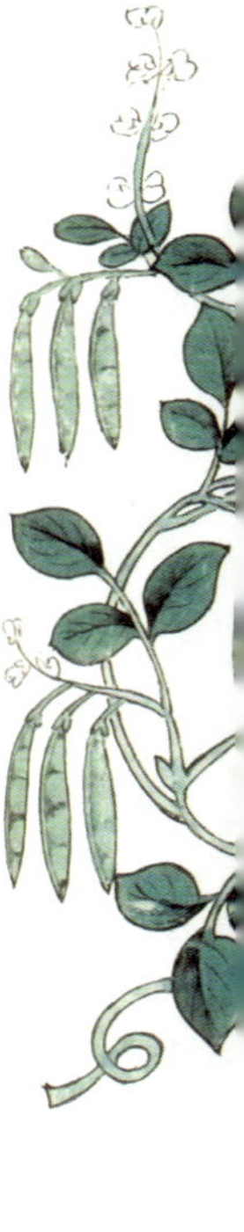

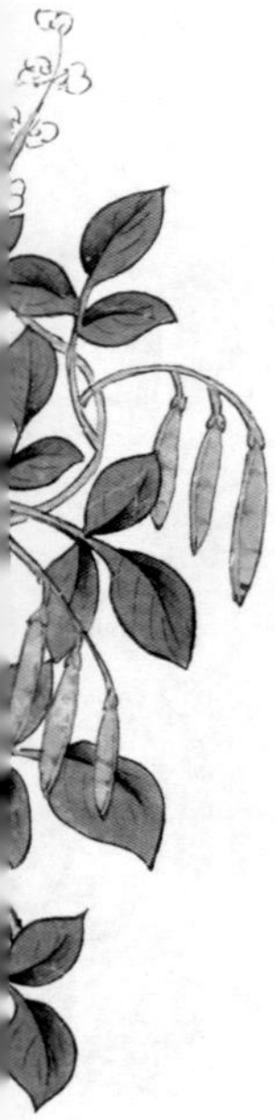

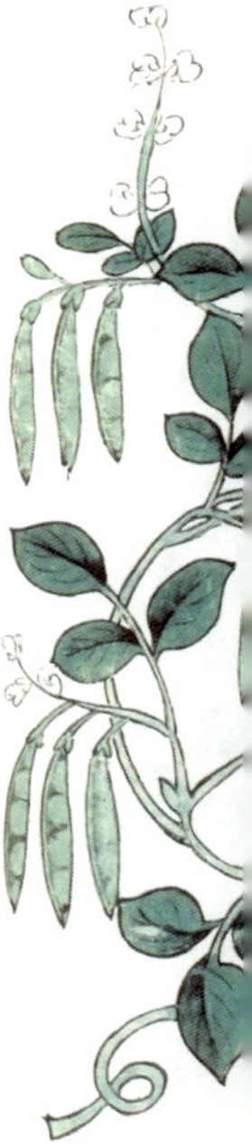

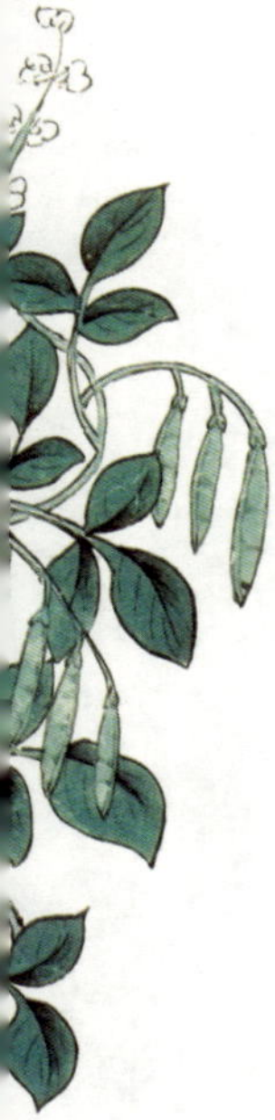

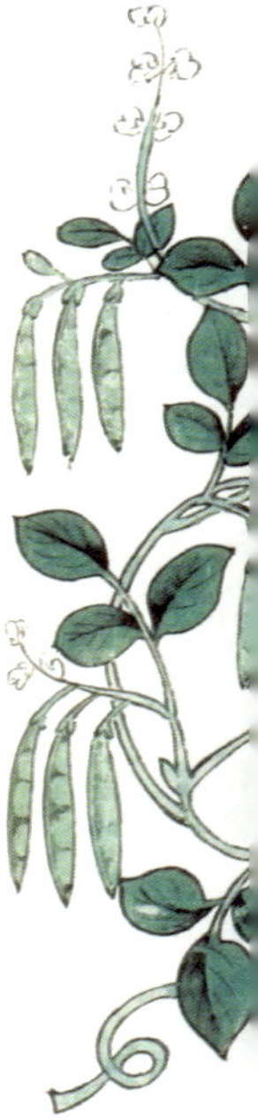

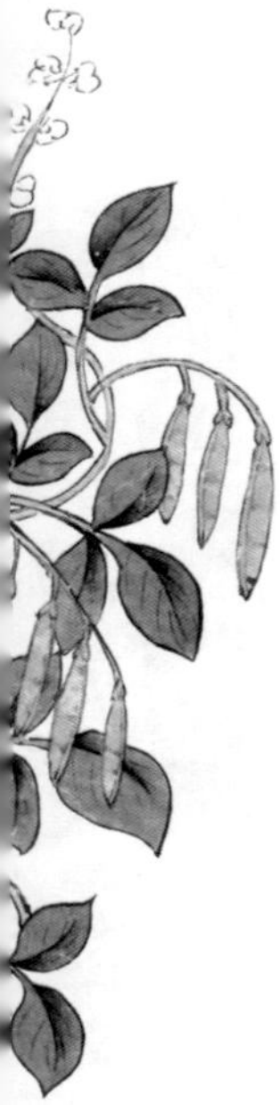

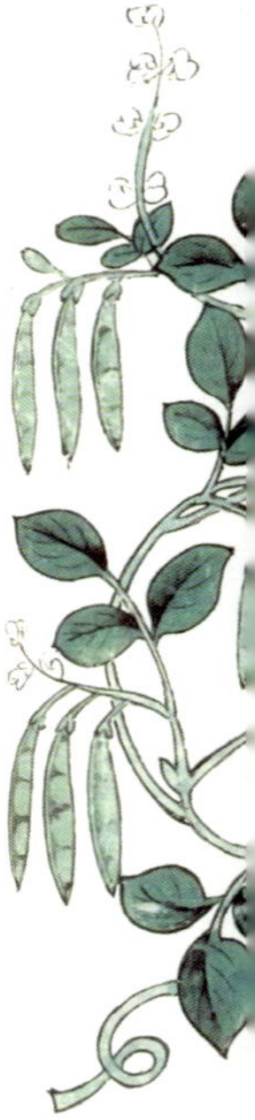

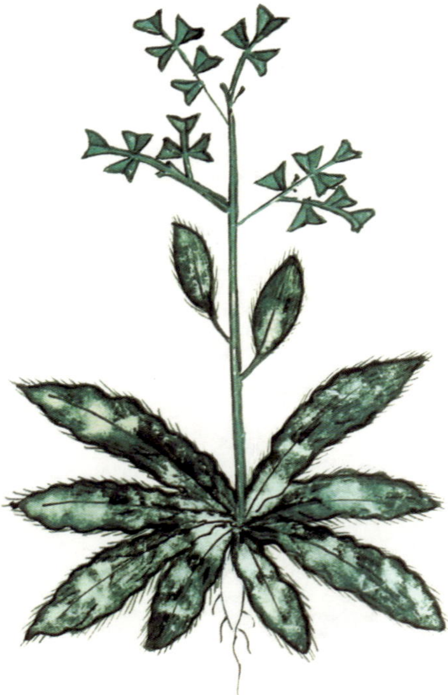

薺菜

《救荒本草》云：生平澤中，今處處有之。苗榻地生，作鋸齒葉，三四月出葶分生莖叉，梢上開小白花，結實小似菥蓂子。苗葉味甘，性溫，無毒。其實亦呼菥蓂子，其子味甘，性平。患氣人食之動冷疾；不可與麵同食，令人背悶；服丹石人不可食。

周按：性味甘平。入手少陰、太陰、足厥陰經。和脾，利水，止血，明目疏肝。

紀按：穀雨後，薺菜當時。取肥三瘦七猪前腿肉合之作餡，菱形麵皮，裹餡對折，兩角對搭即成餛飩。此食大江南北均有，盡溢田野芬芳之味。

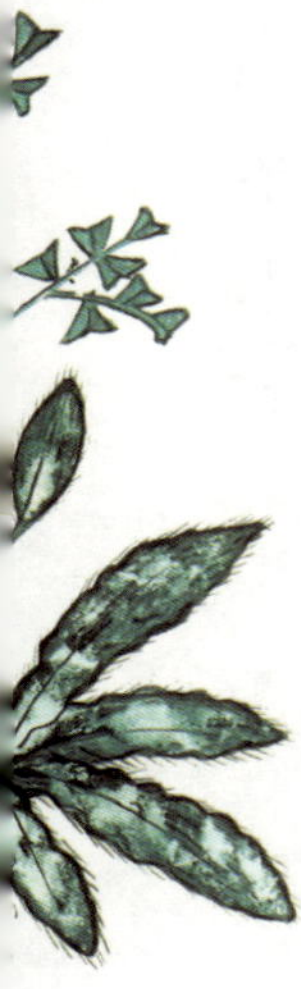

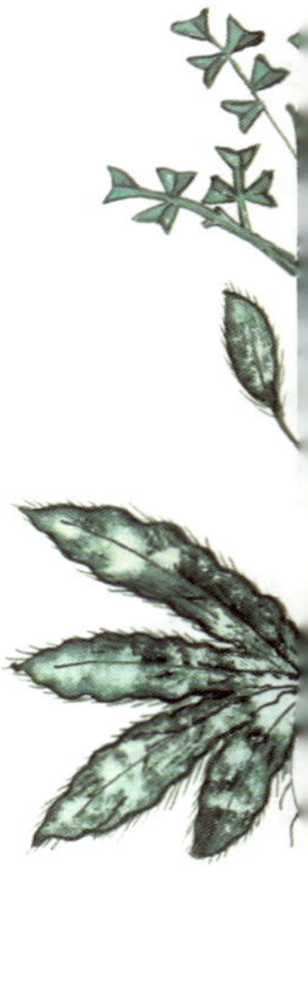

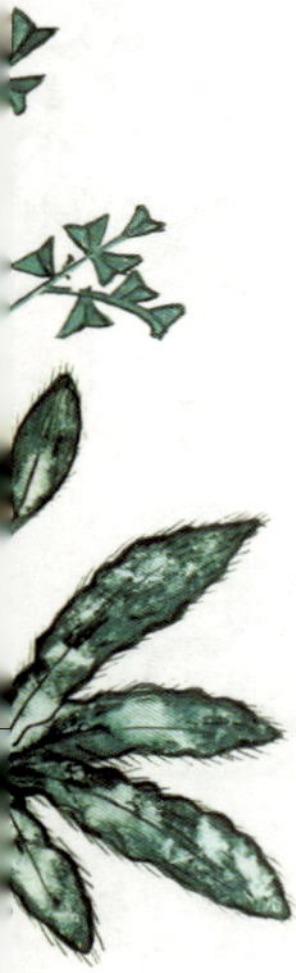

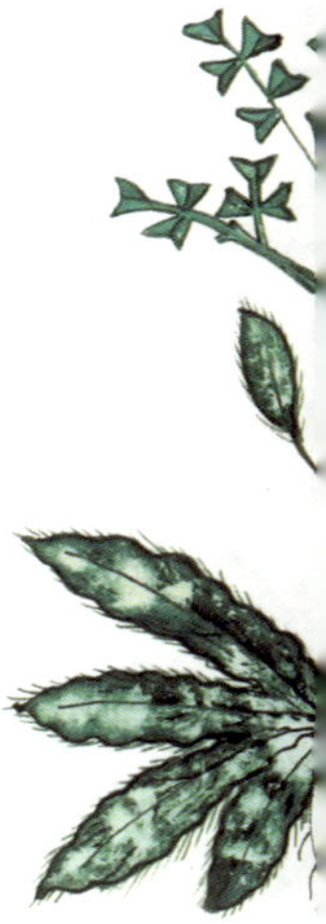

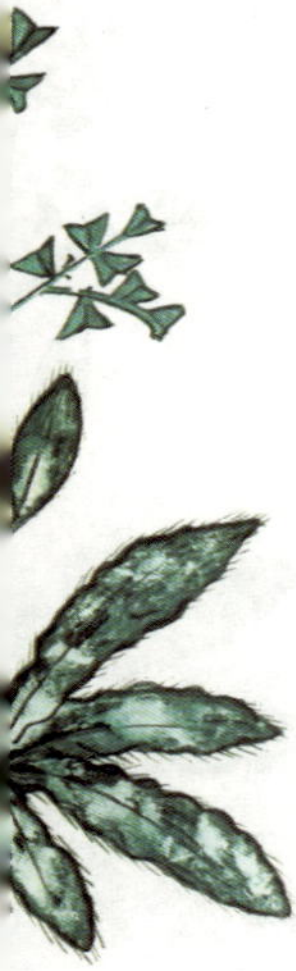

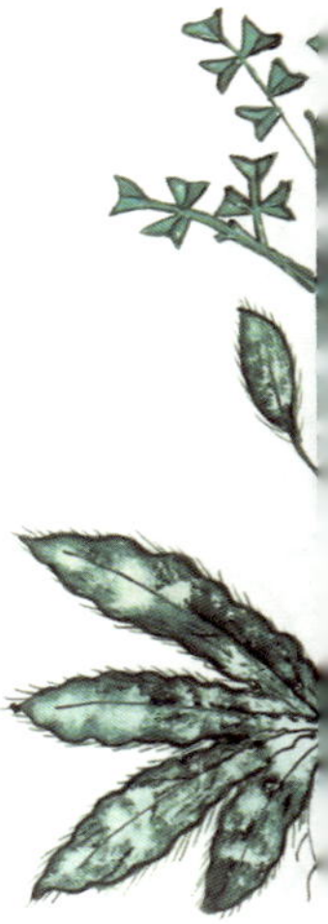

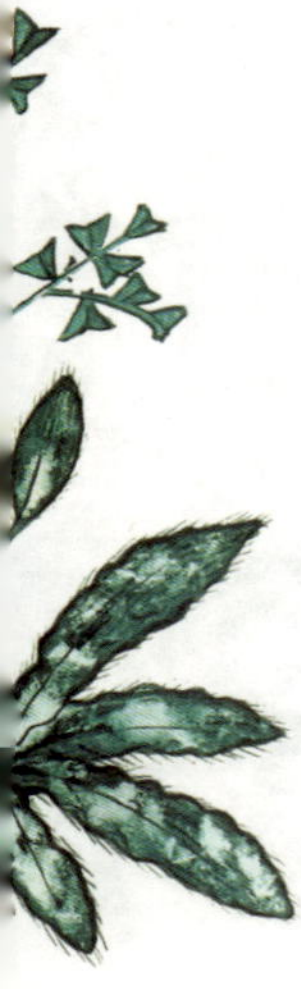

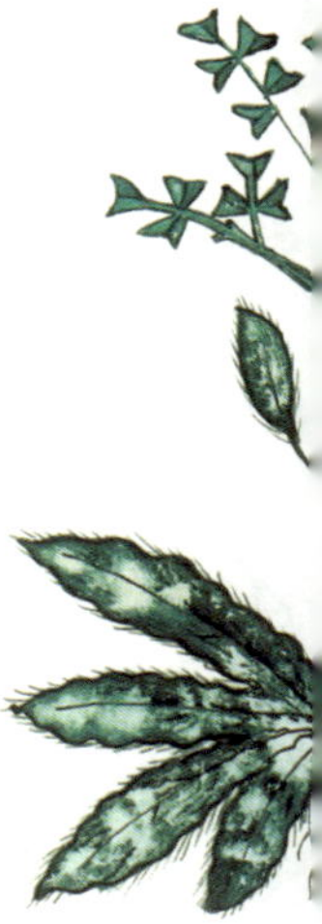

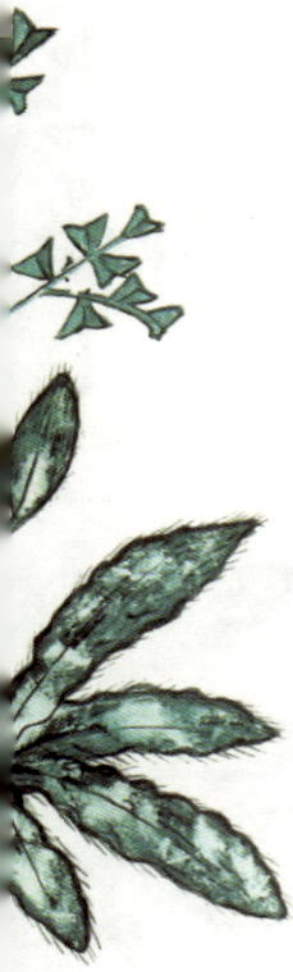

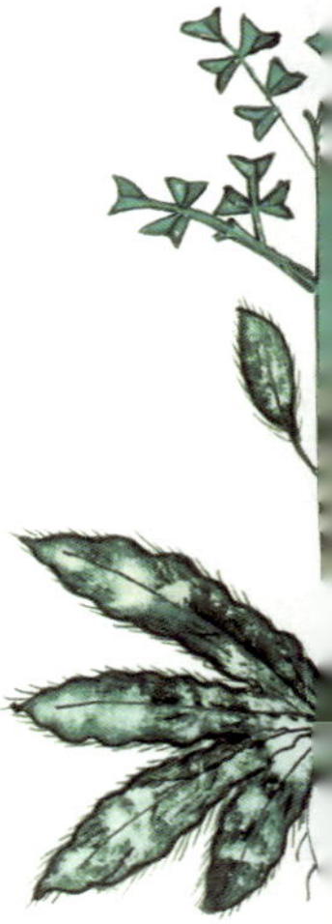

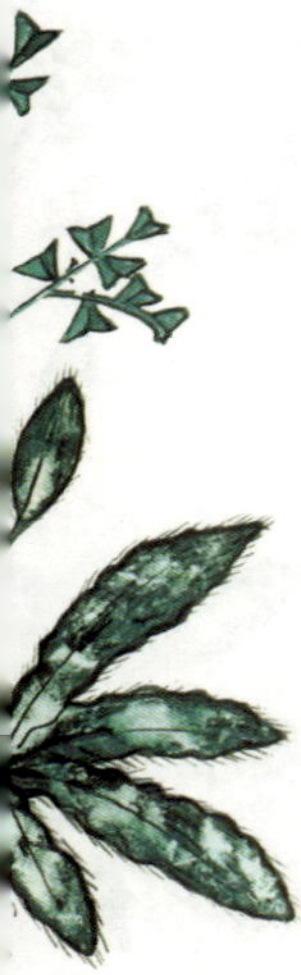

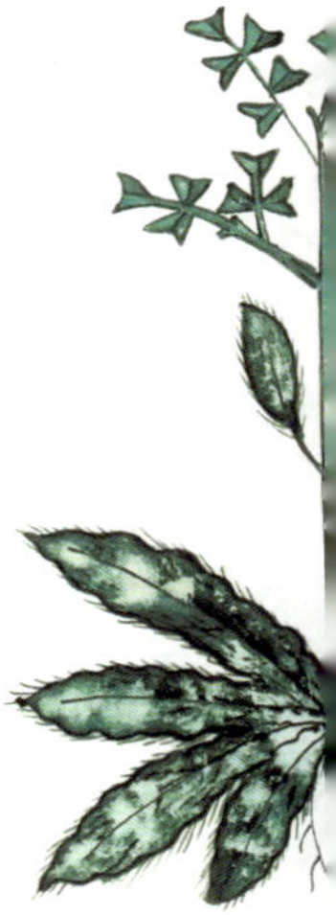

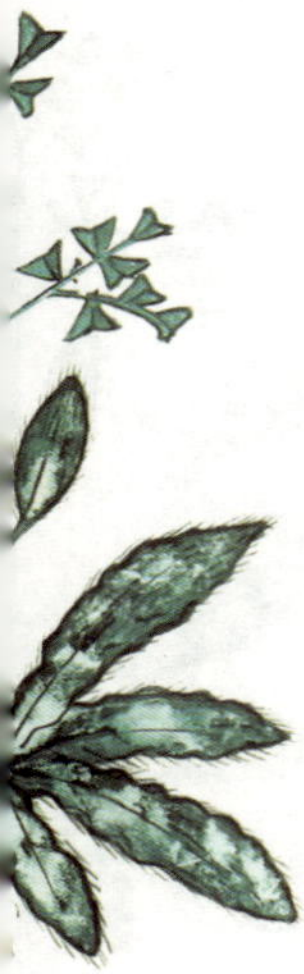

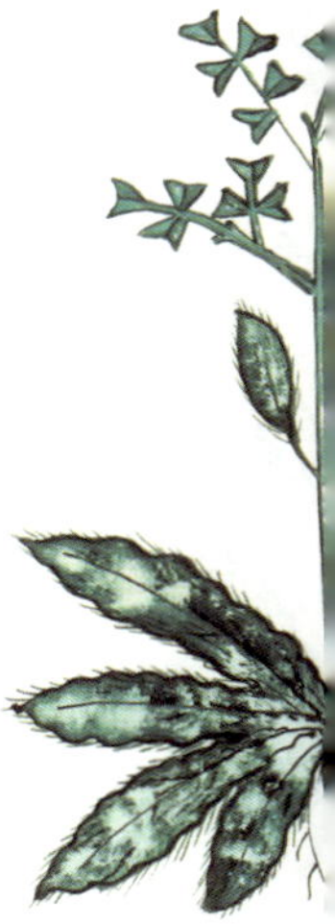

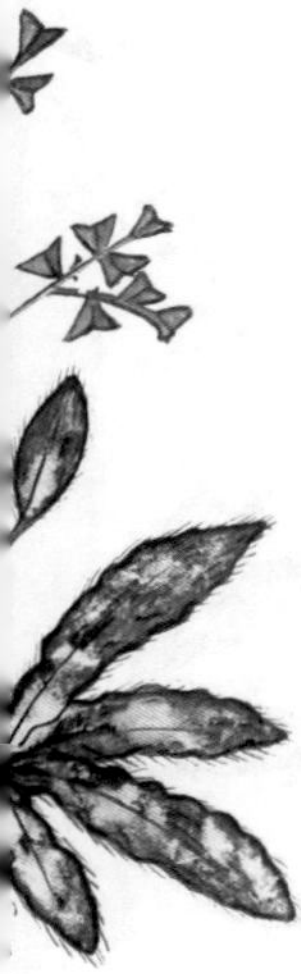

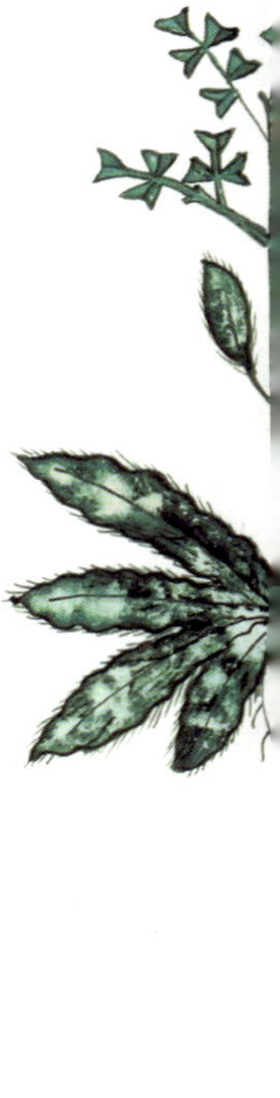

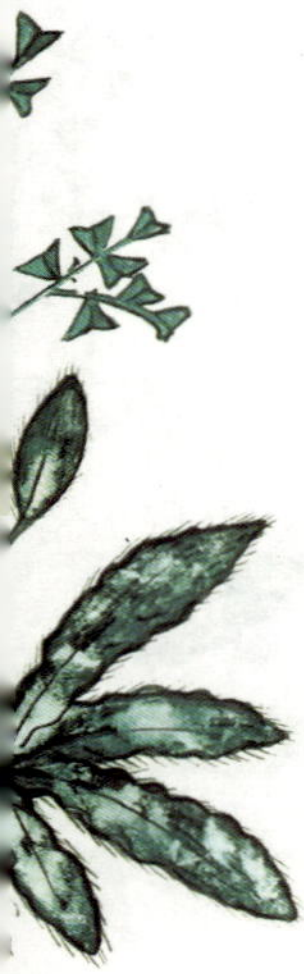

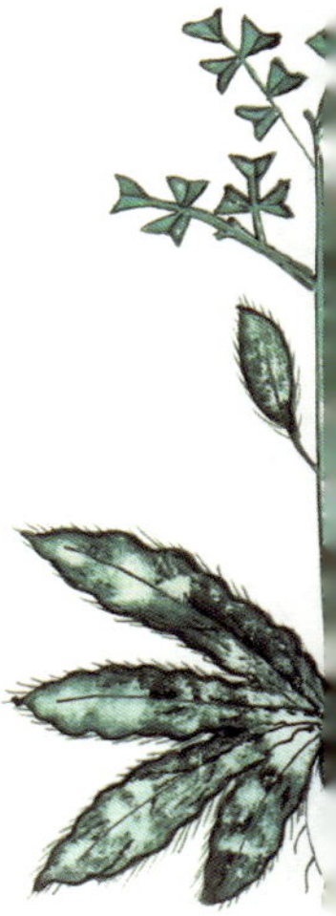

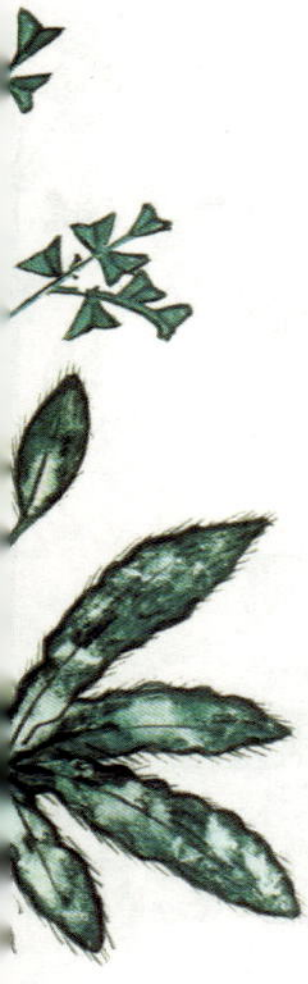

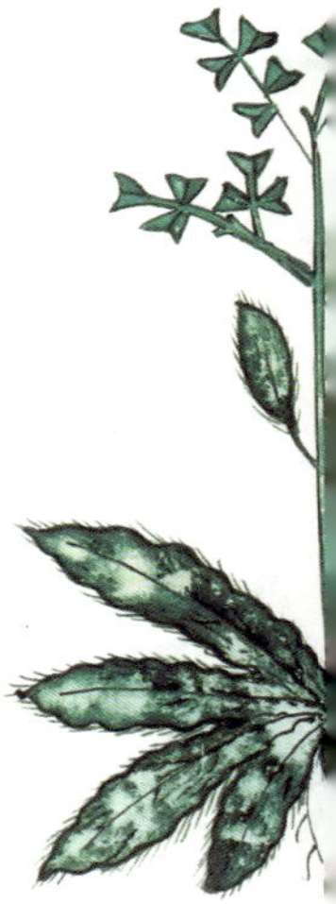

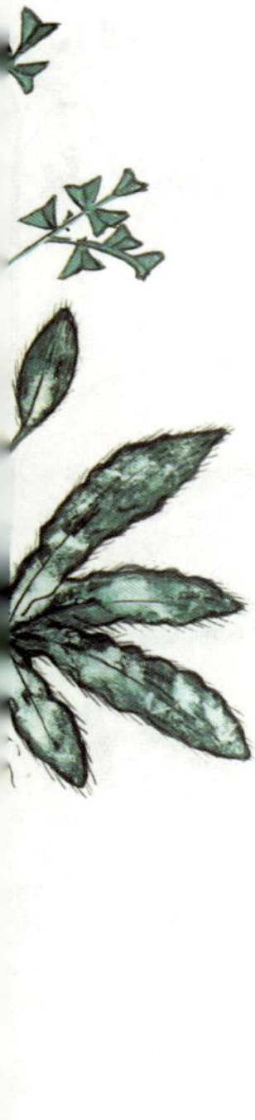

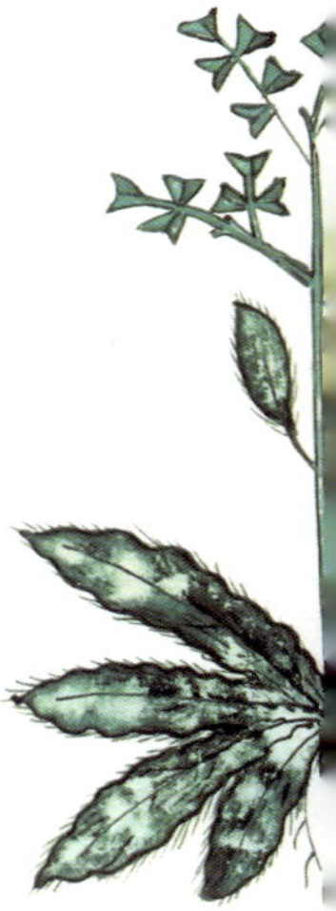

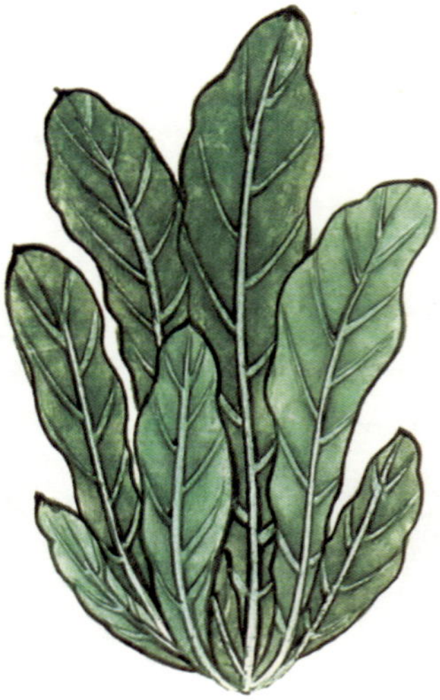

莙薘菜

《救荒本草》云：所在有之，人家園圃中多種。苗葉搨地生；葉類白菜而短；葉莖亦窄，葉頭稍團，形狀似糜匙樣。葉鹹，性平寒，微毒。

周按：性味甘涼。入陽明經。清熱解毒，行瘀止血。脾虛，泄瀉者忌服。

紀按：『七樣菜』爲傳統潮汕於正月初七之食俗，即將莙薘菜、芹菜、蘿蔔、韭菜、春菜、葱、蒜清炒，入高湯，翻滾頃而可出。莙薘菜俗呼『厚合』，與蒜同烹，寓意『合算』。

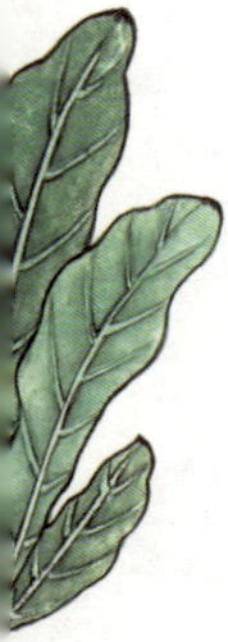

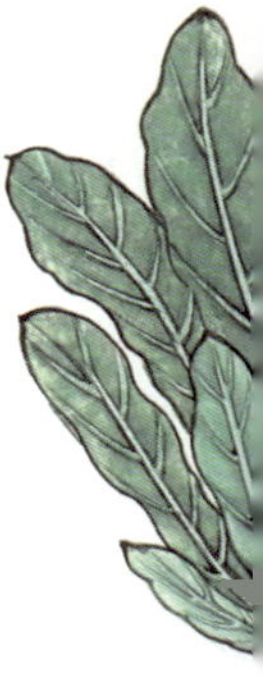

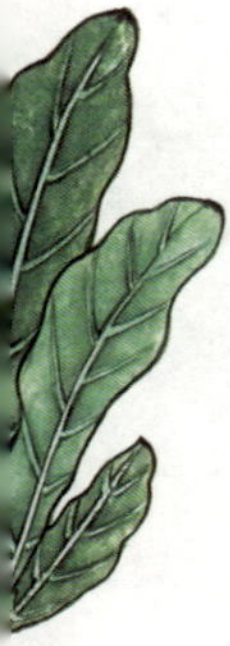

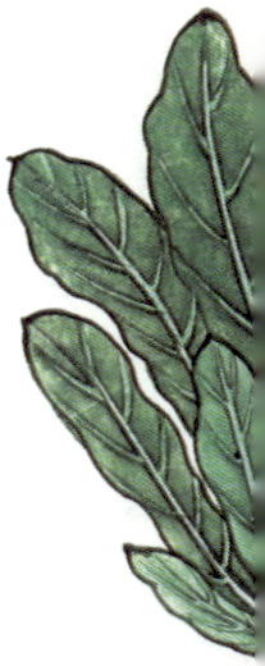

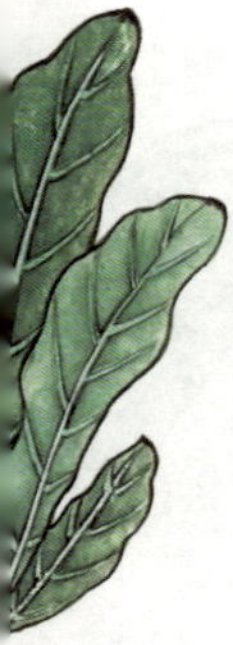

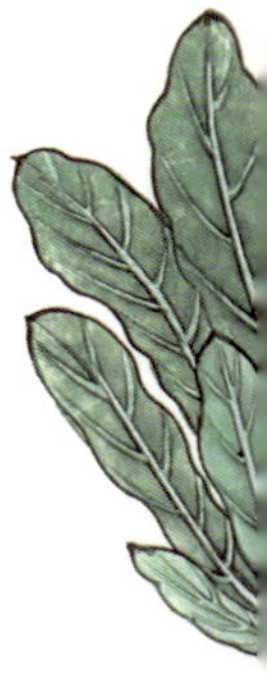

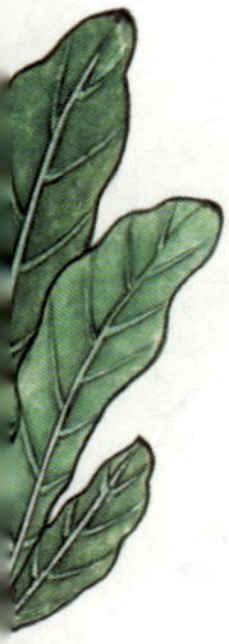

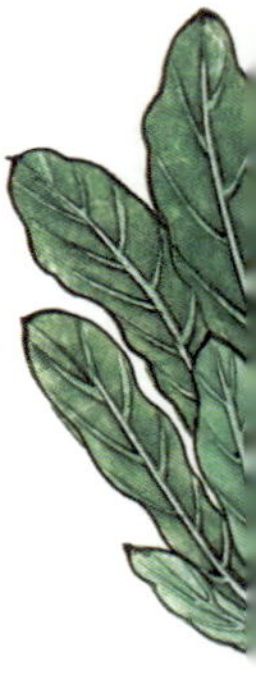

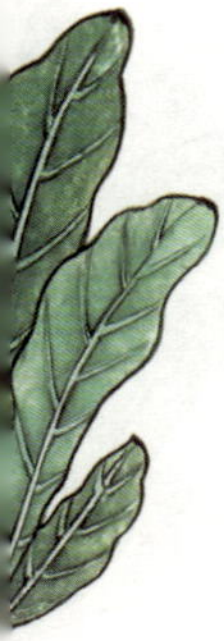

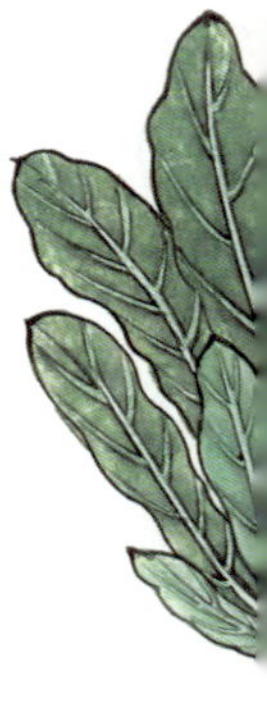

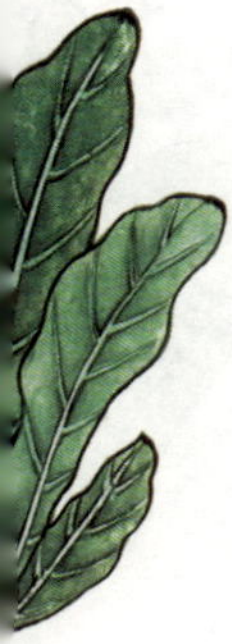

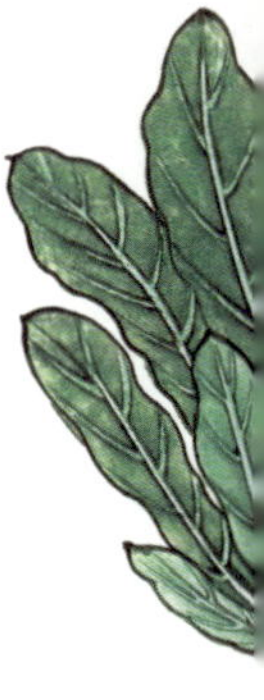

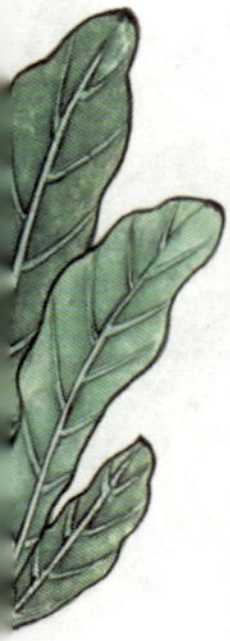

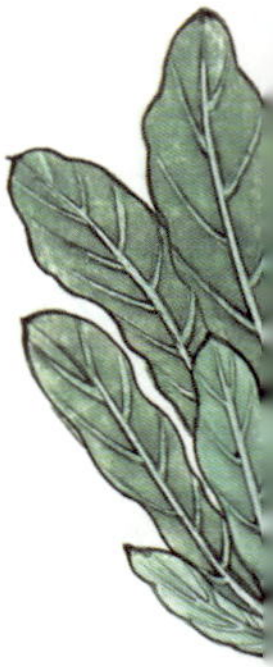

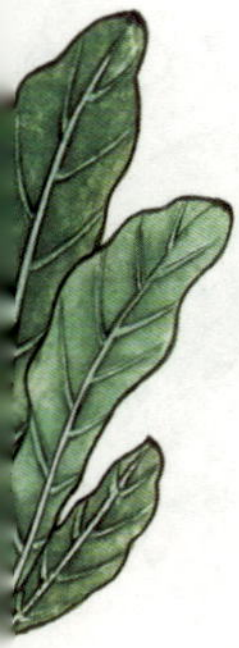

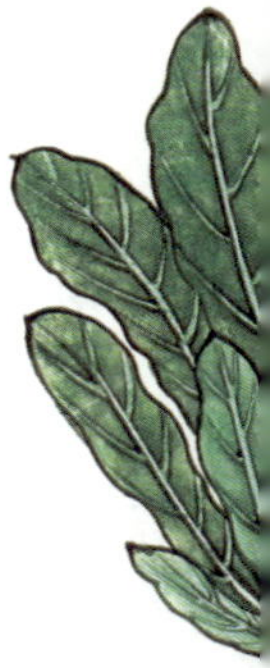

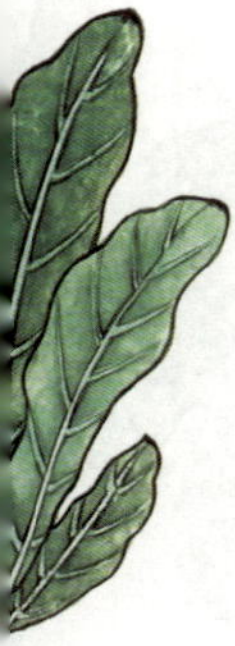

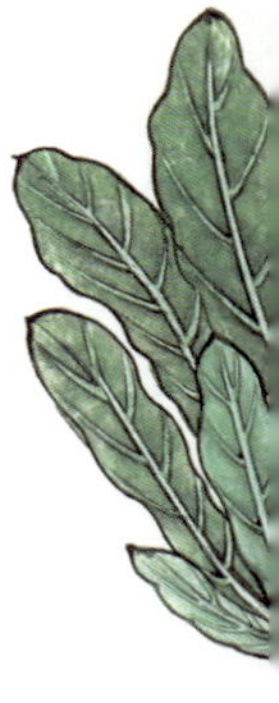

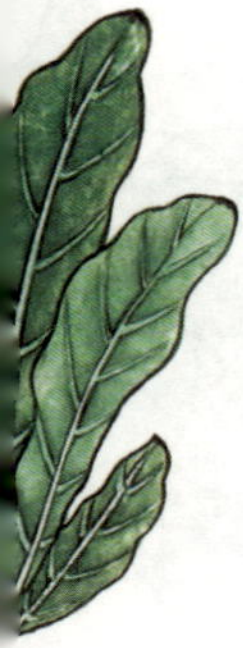

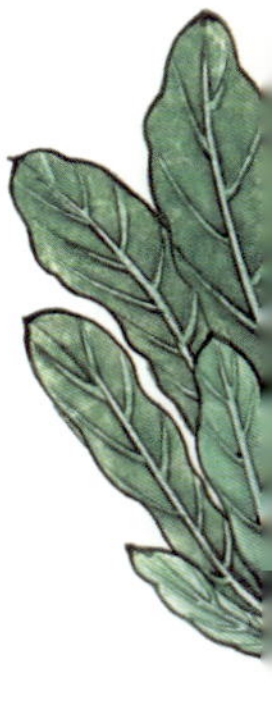

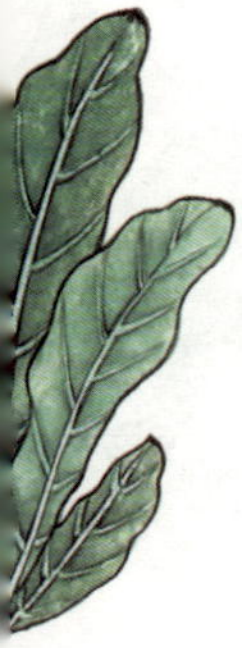

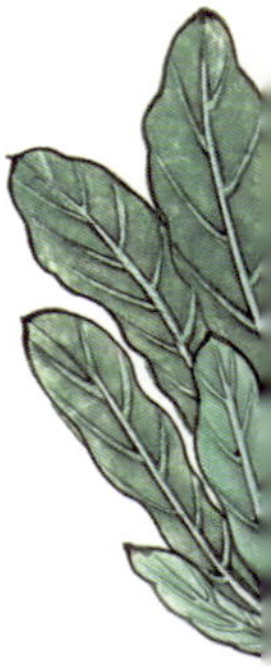

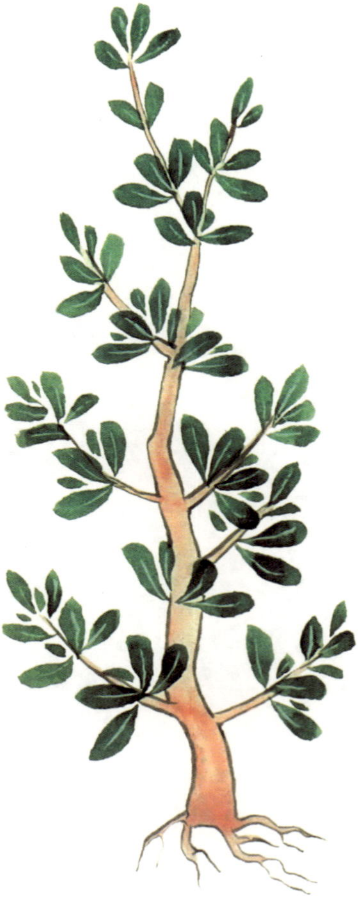

馬齒莧

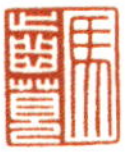

《救荒本草》云：又名五行草。舊不著所出州土，今處處有之。以其葉青、梗赤、花黃、根白、子黑，故名五行草耳。味甘，性寒、滑。

周按：性味酸寒。入大腸、肝、脾經。清熱解毒，消腫，最善解癰腫熱毒。脾胃虛寒、腸滑作瀉者勿用。

紀按：『南陽蒸菜』爲楚食文化之代表，食材重野菜，馬齒莧尤佳。净而半乾之馬齒莧撒麵及小米粉，入鹽拌勻。屉蒸之，至多十分鐘。入盆散放，加蒜泥、芝麻香油即成佳食。

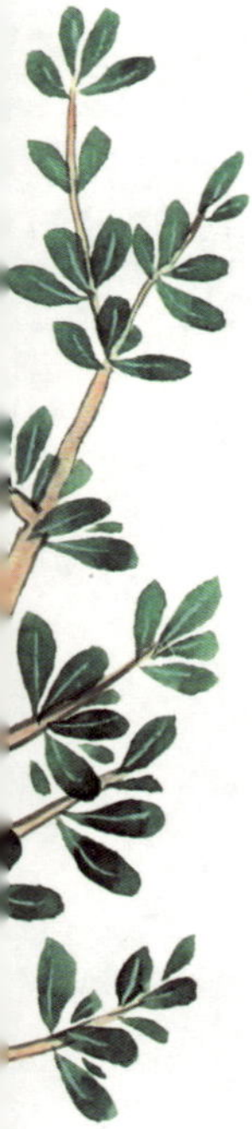

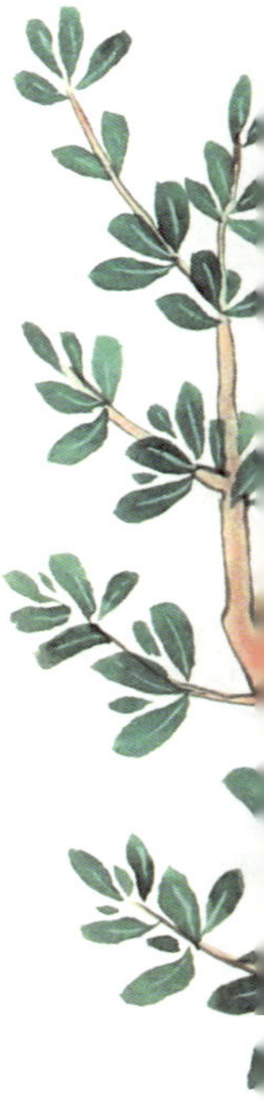

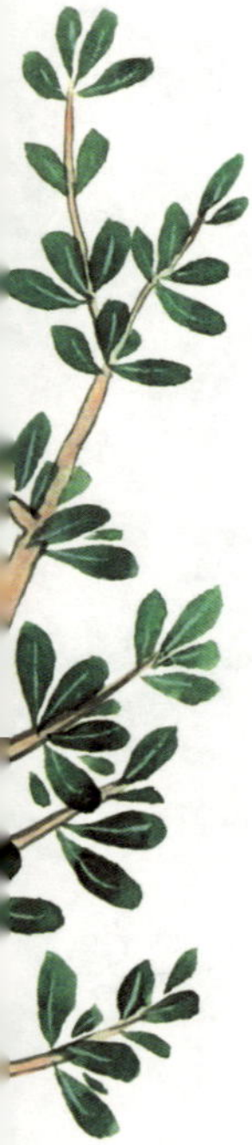

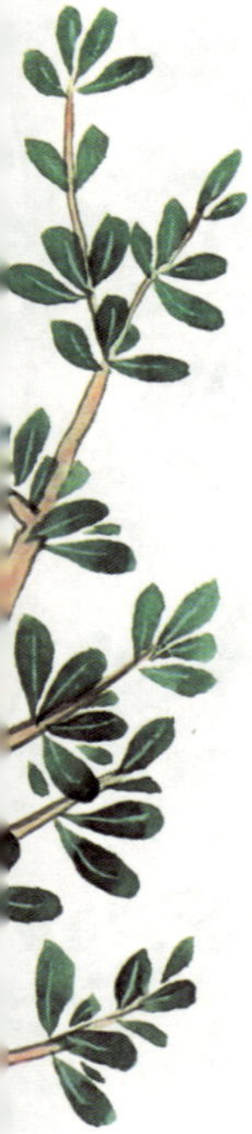

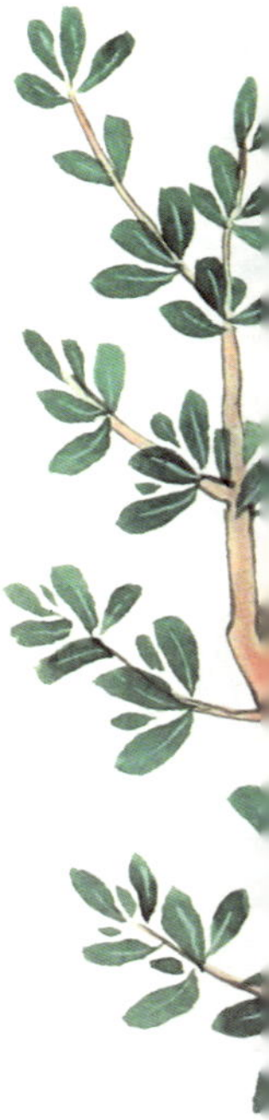

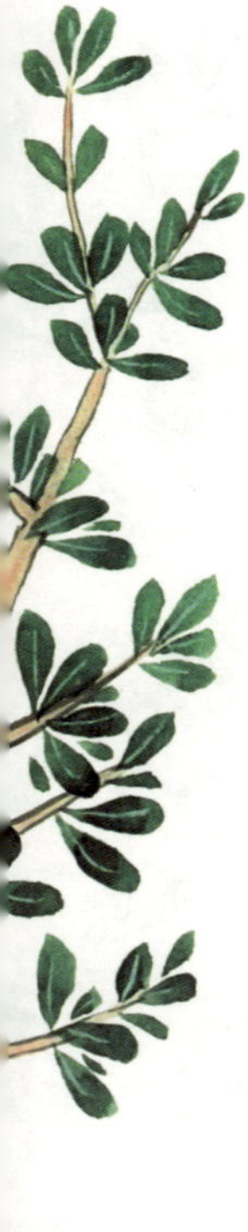

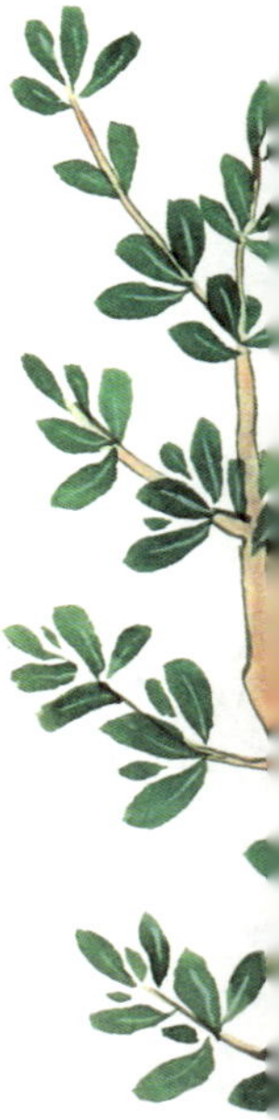

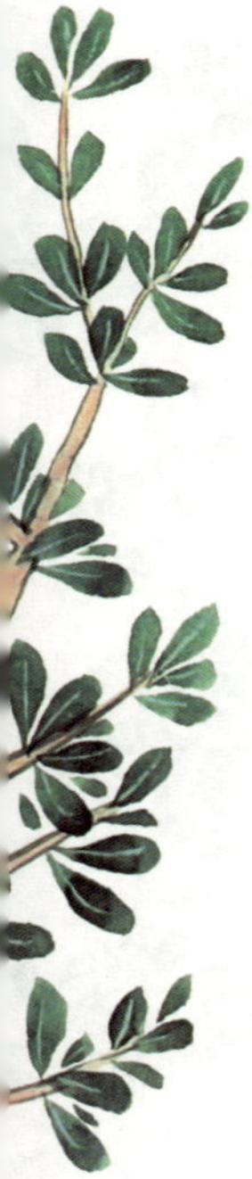

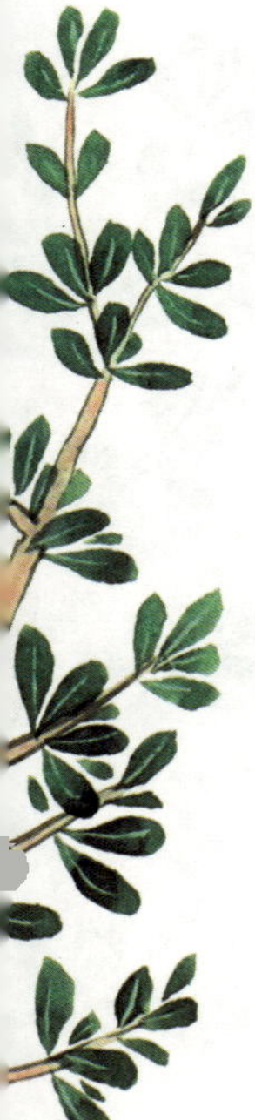

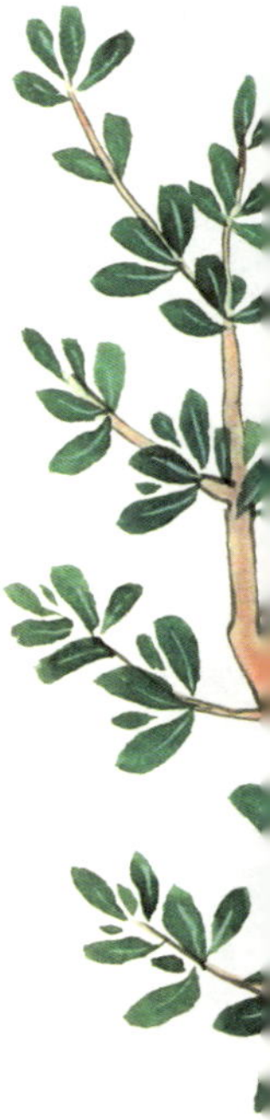

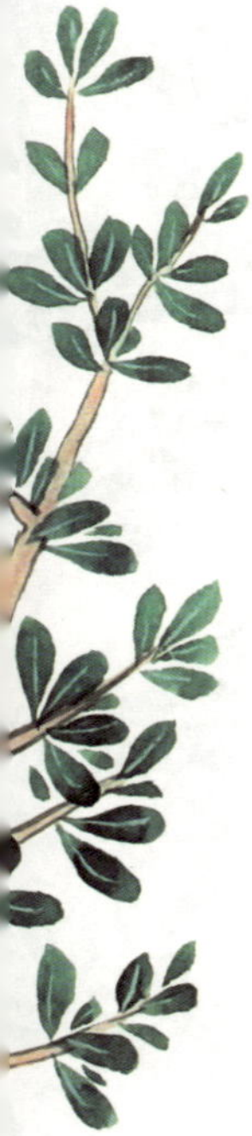

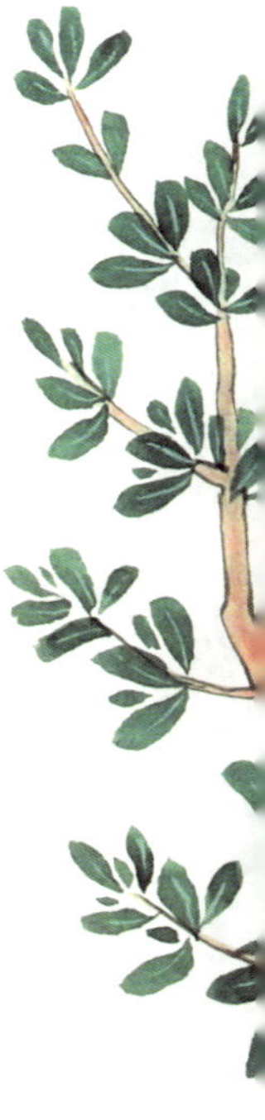

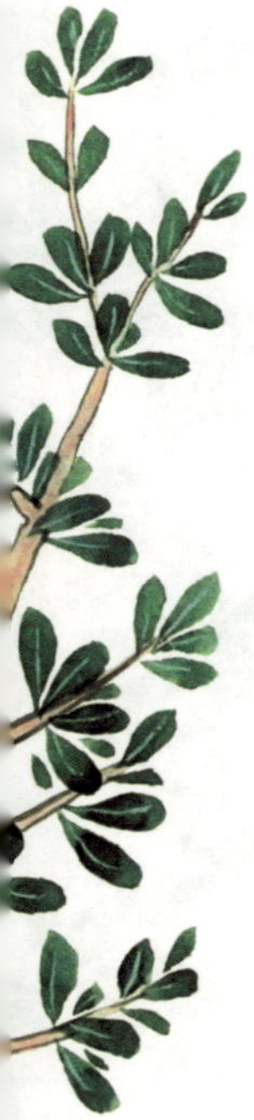

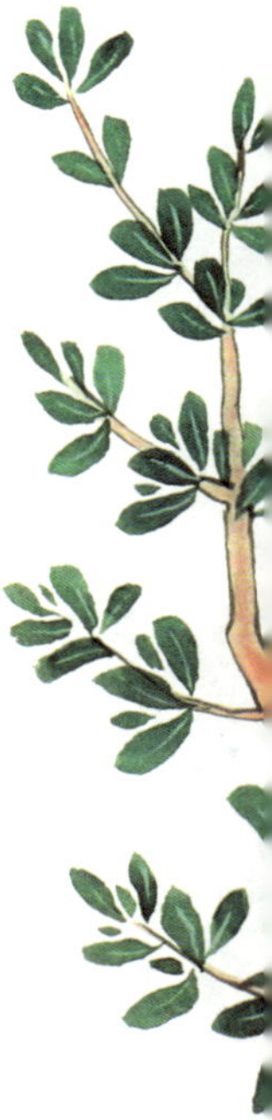

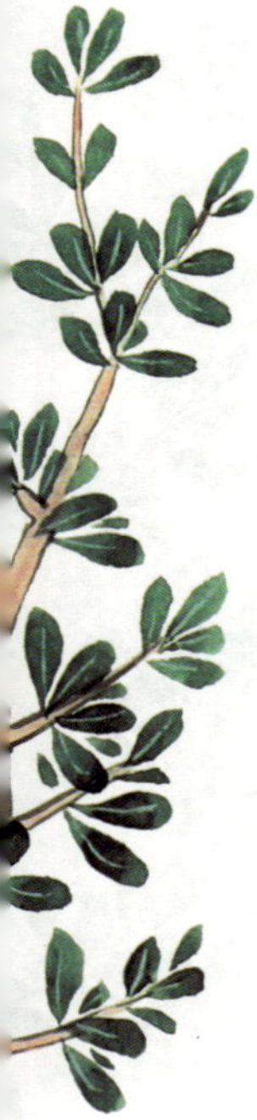

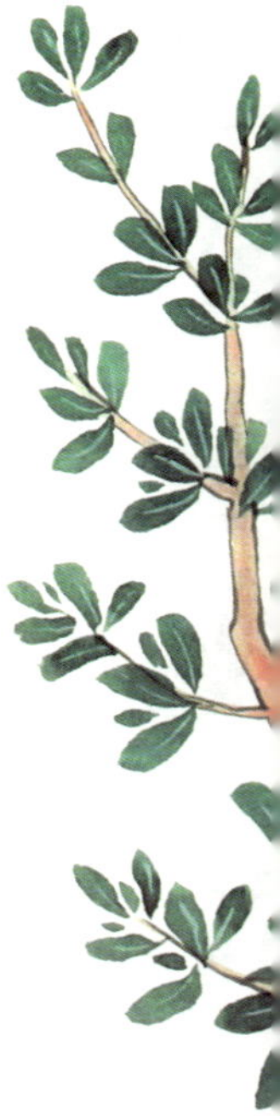

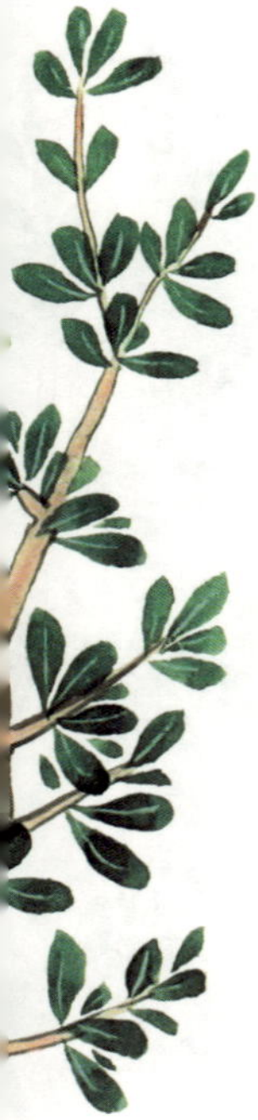

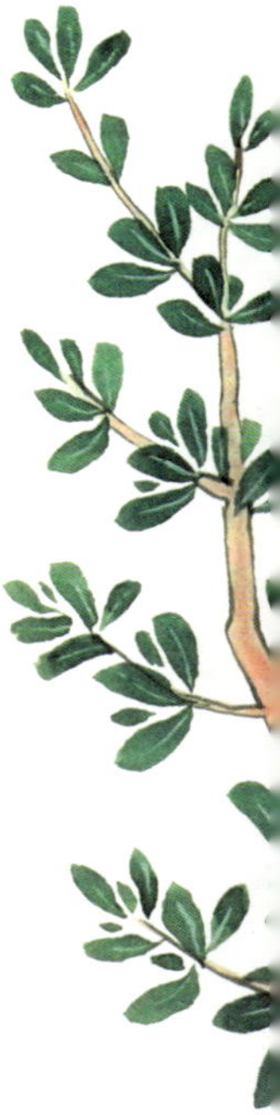

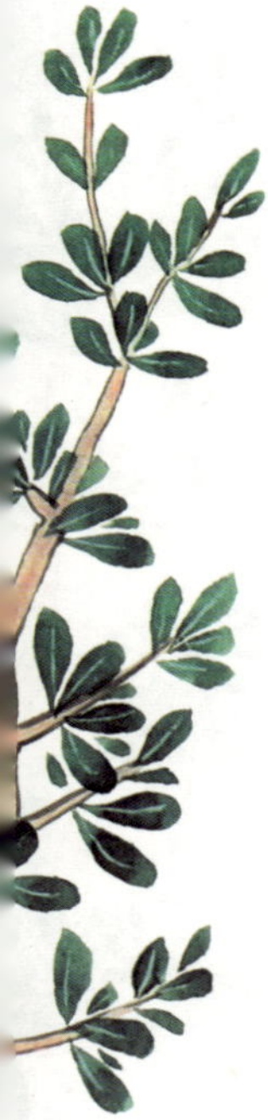

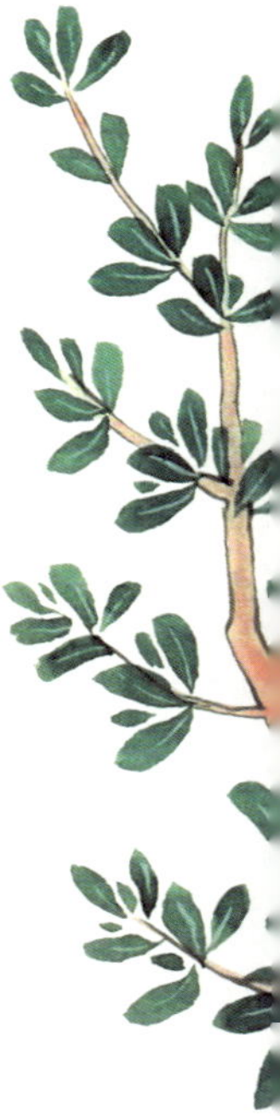

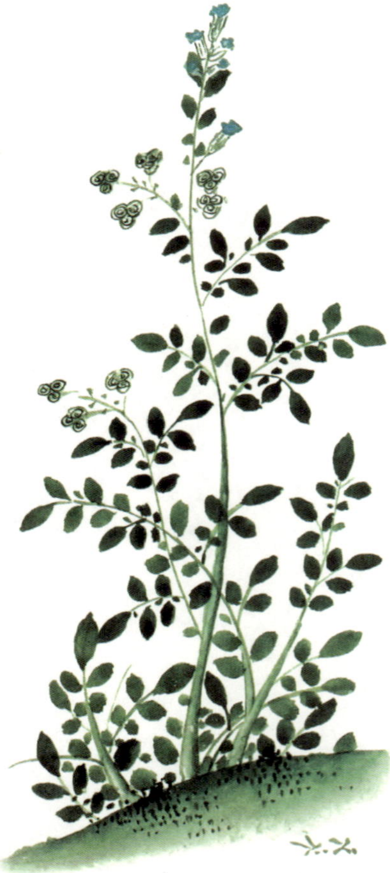

苜蓿

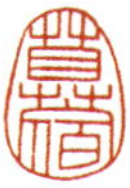

《救荒本草》云：出陝西，今處處有之。苗高尺餘；細莖分叉而生；葉似錦雞兒花葉，微長，又似豌豆葉頗小，每三葉攢生一處；梢間開紫花；結彎角兒，中有子，如黍米大，腰子樣。味苦，性平，無毒（一云微甘淡，一云性涼、極寒）。

周按：性味苦平。清脾胃，利大小腸，下結石。

紀按：滬上百年名菜『酒香草頭』，采苜蓿嫩芽，經旺火熱油速煸，淋高度白酒，若茅臺酒則益佳，翻炒入鹽即可。碧芽軟嫩，酒香四溢，着實美味。

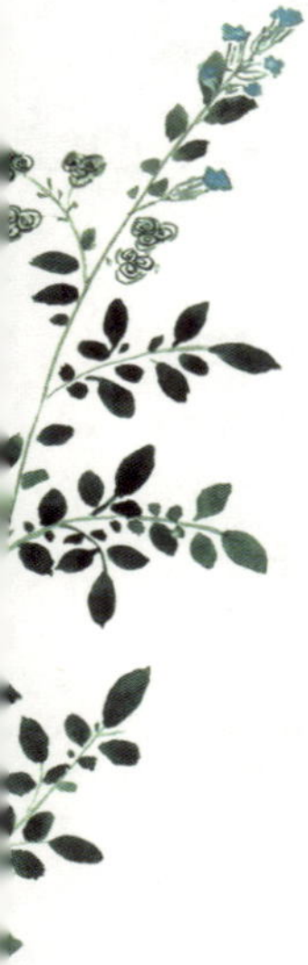

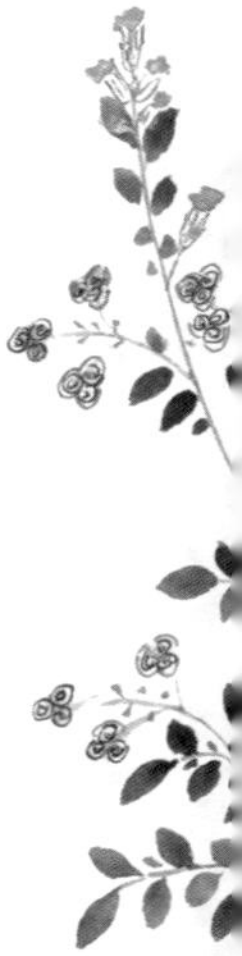

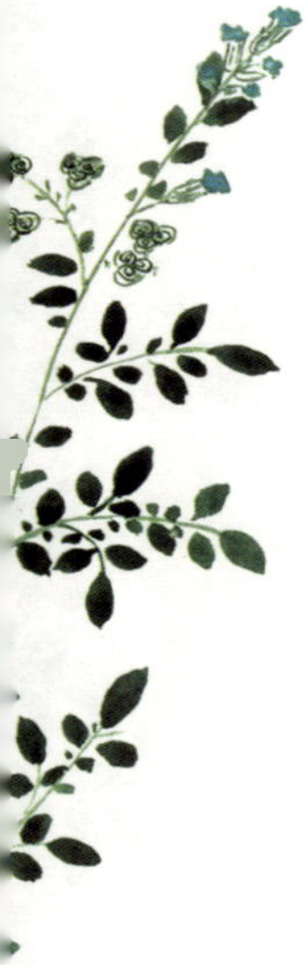

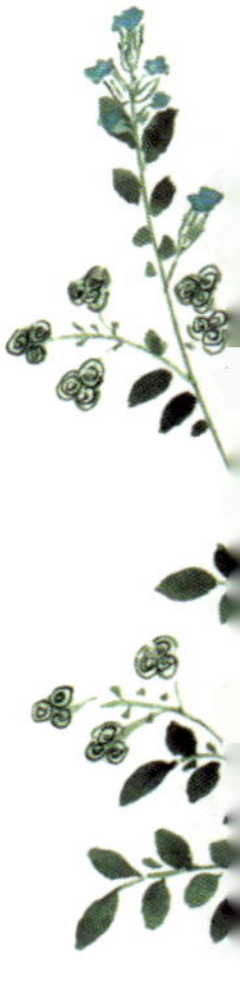

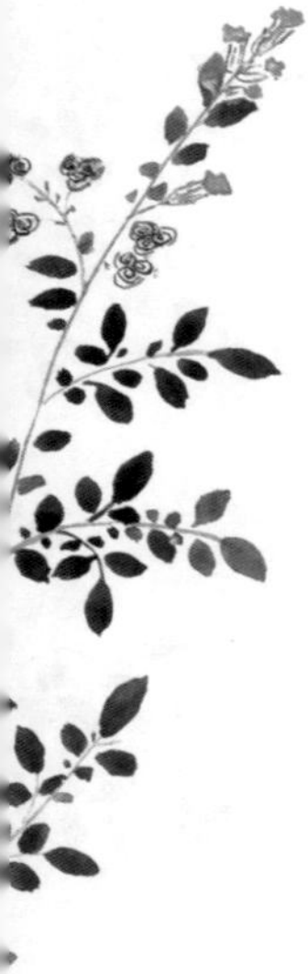

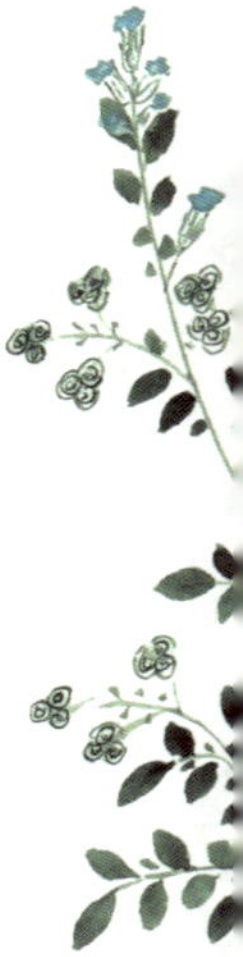

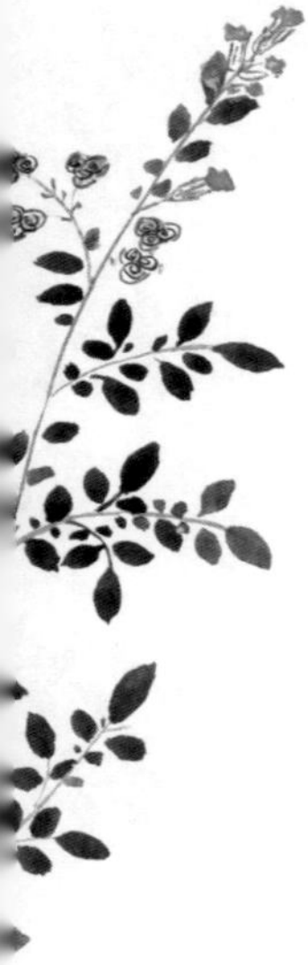

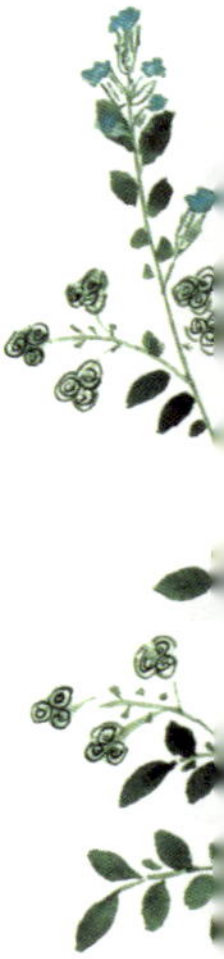

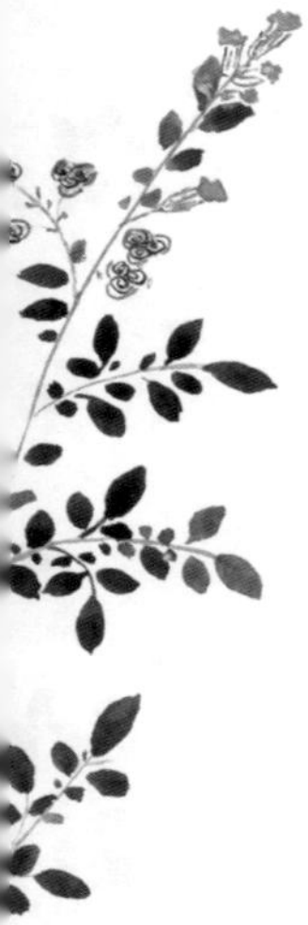

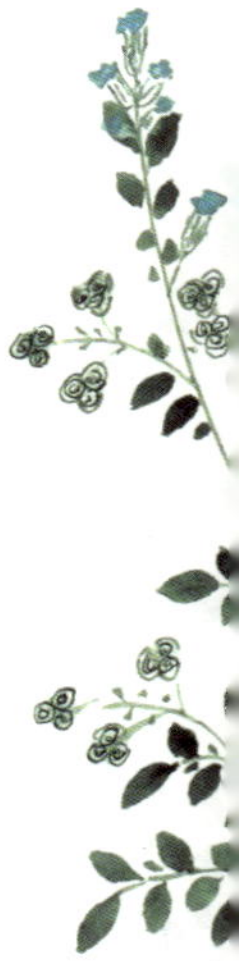

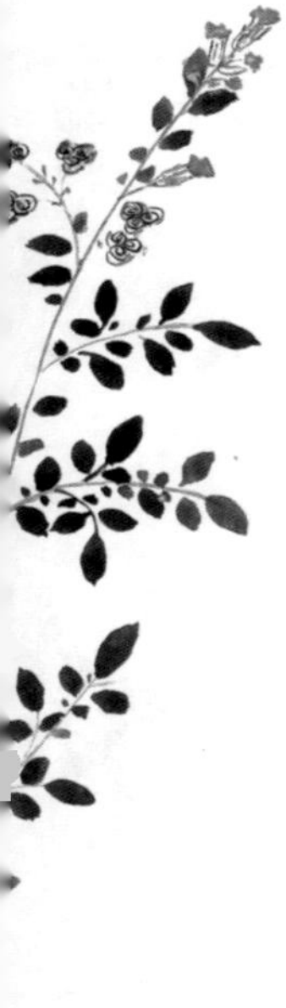

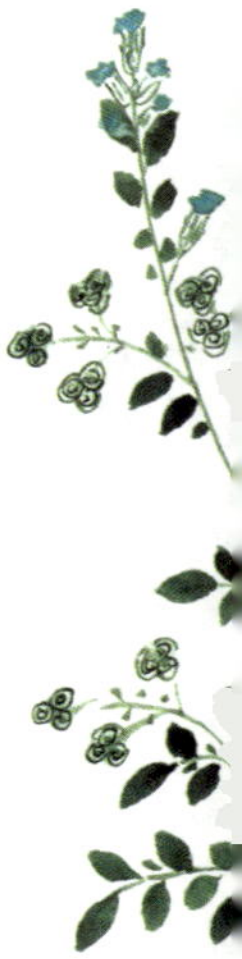

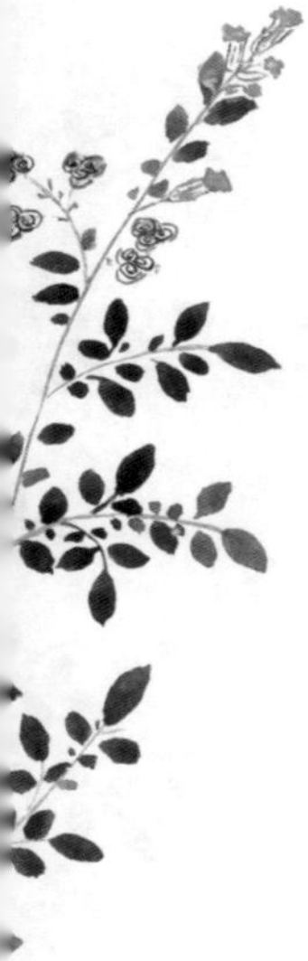

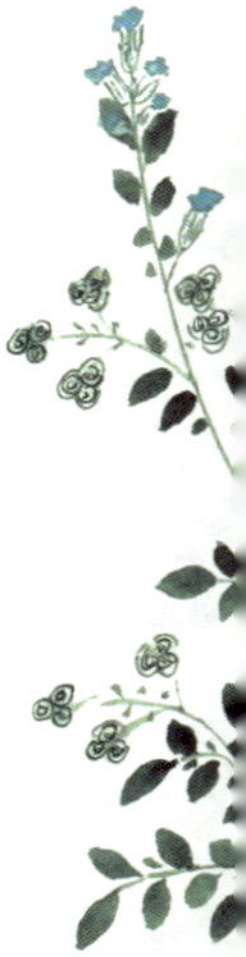

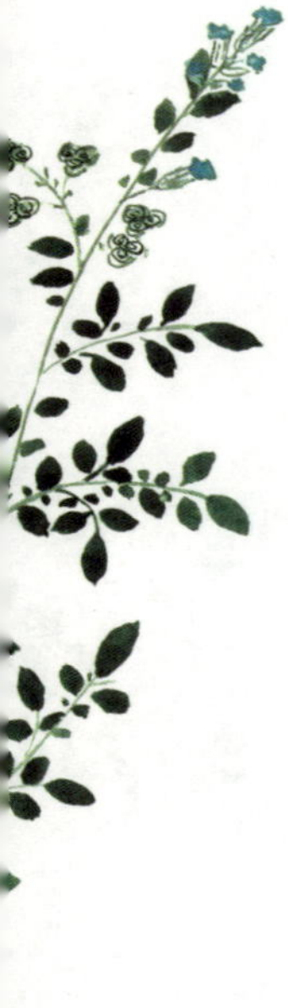

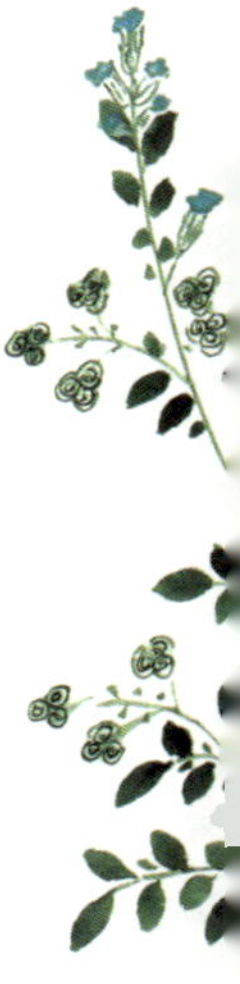

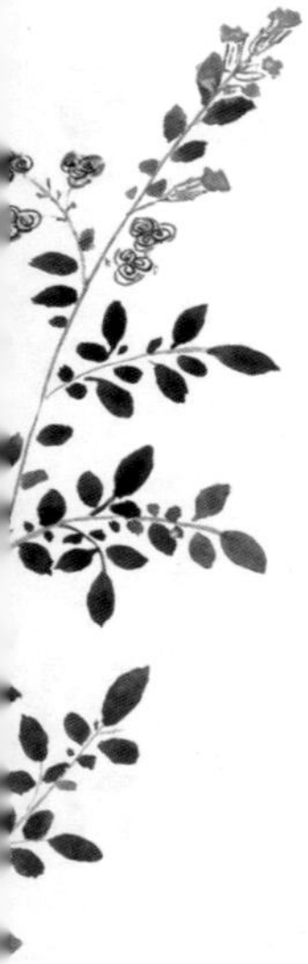

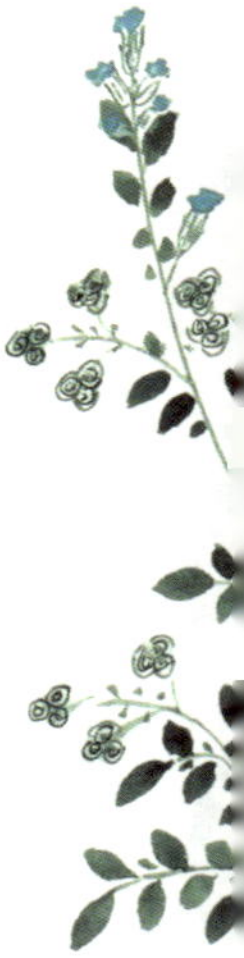

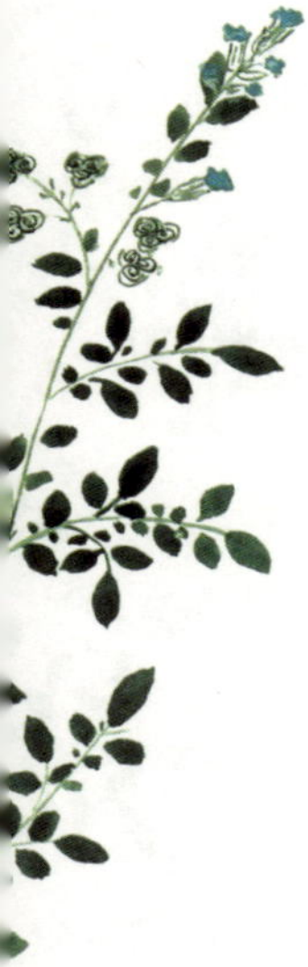

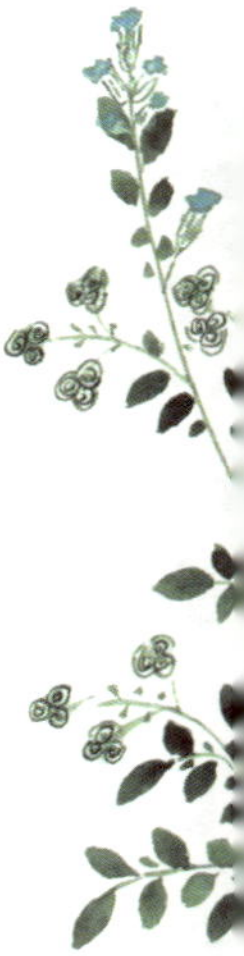

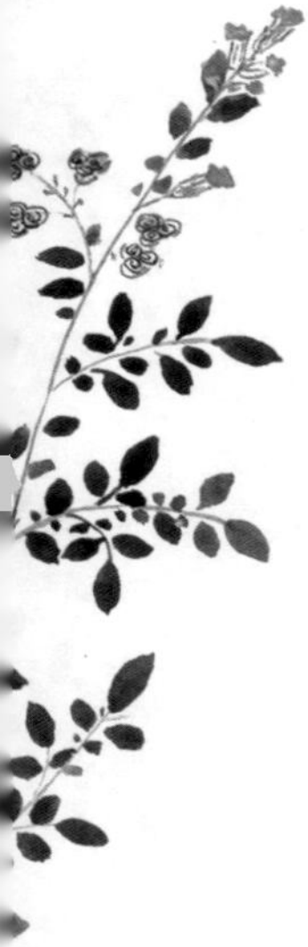

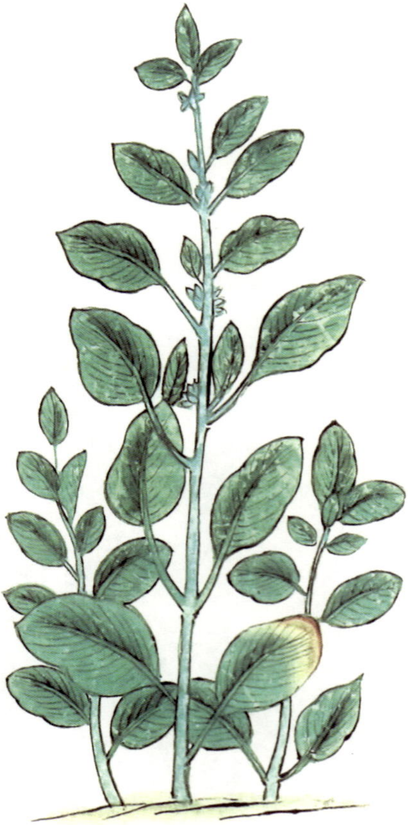

莧菜

《救荒本草》云：本草有莧實，一名馬莧，一名莫實，細莧亦同，一名人莧，幽、薊間訛呼爲人杏菜。生淮陽川澤及田中，今處處有之。苗高一二尺；莖有綫楞；葉如小藍葉而大，有赤、白二色。家者茂盛而大，野者細小、葉薄。味甘，性寒，無毒。不可與鱉肉同食，生鱉癬。

周按：性味甘涼。清熱、利竅、通便。脾弱便溏者慎服。

紀按：莧菜有赤白之分，白者綠色，赤者色紫，赤者尤佳。拍蒜散入熱鍋，撒海鹽數顆，入莧菜翻炒，胭脂紅色出即起。

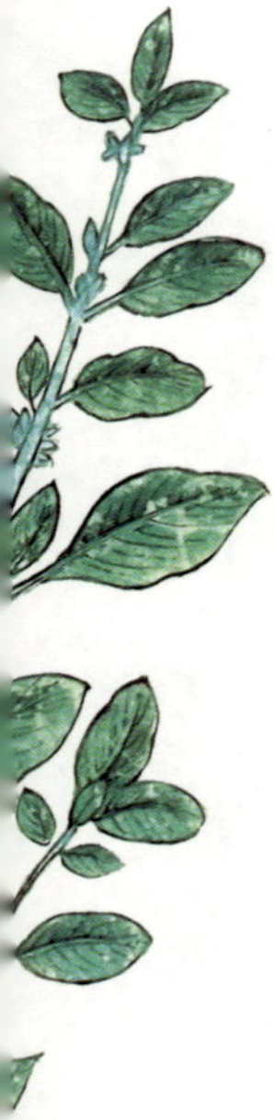

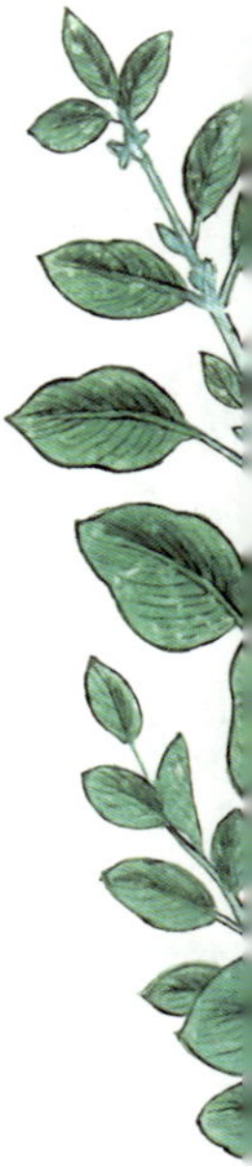

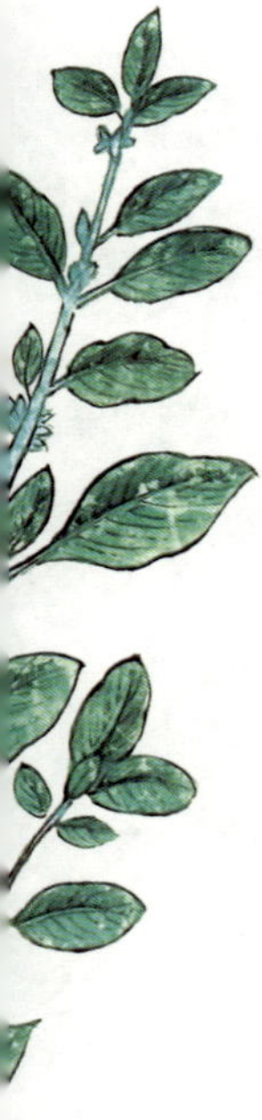

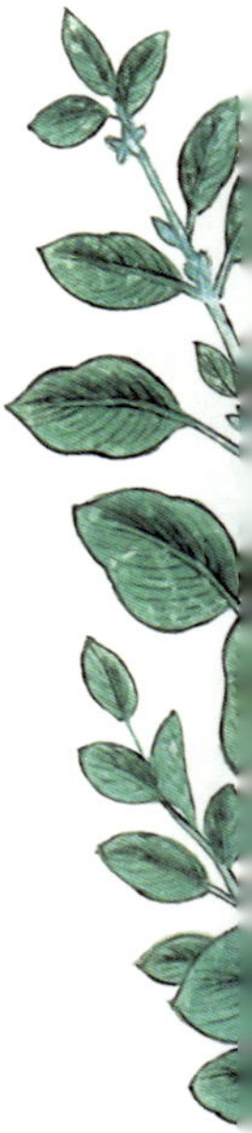

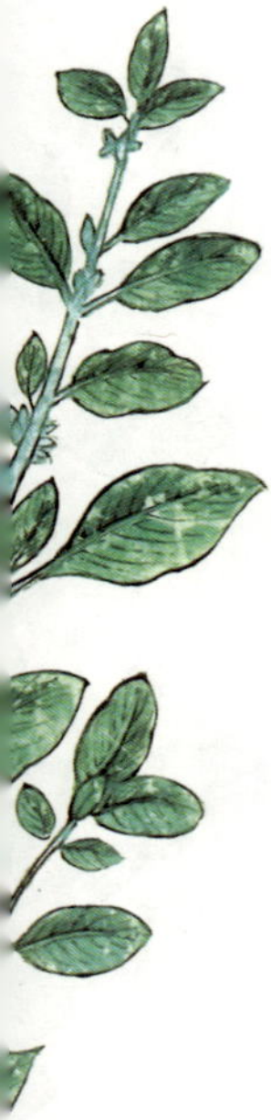

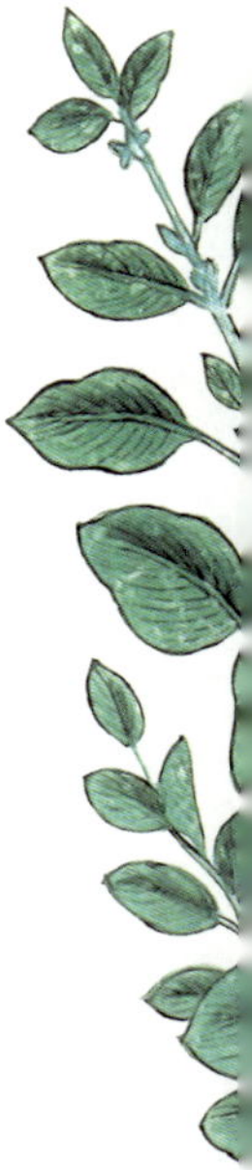

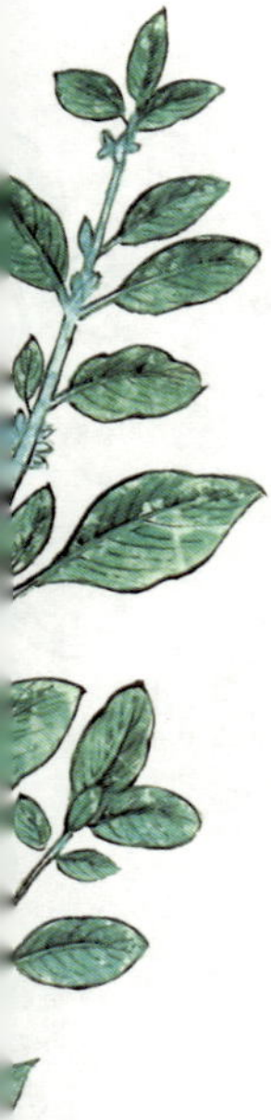

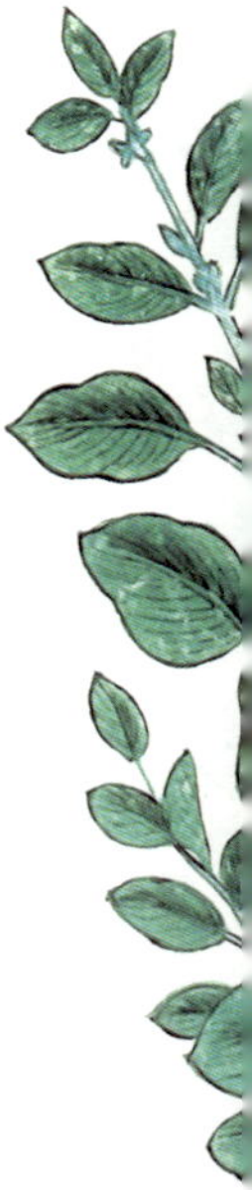

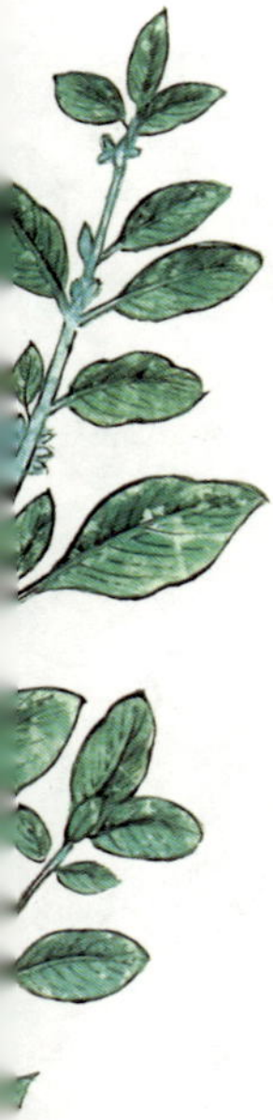

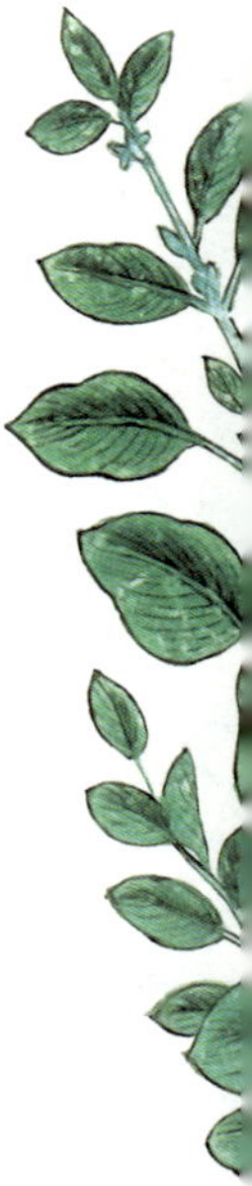

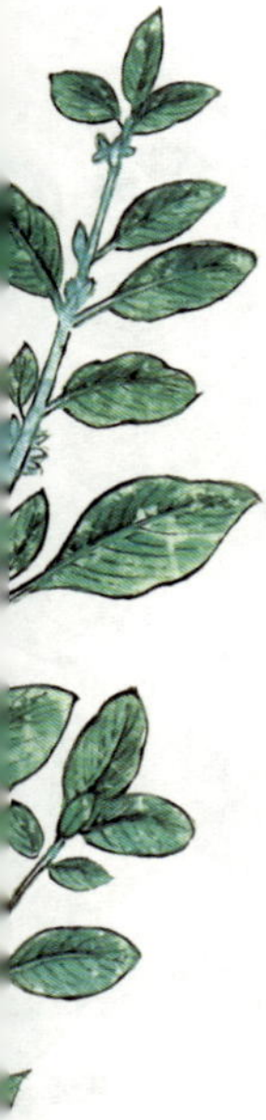

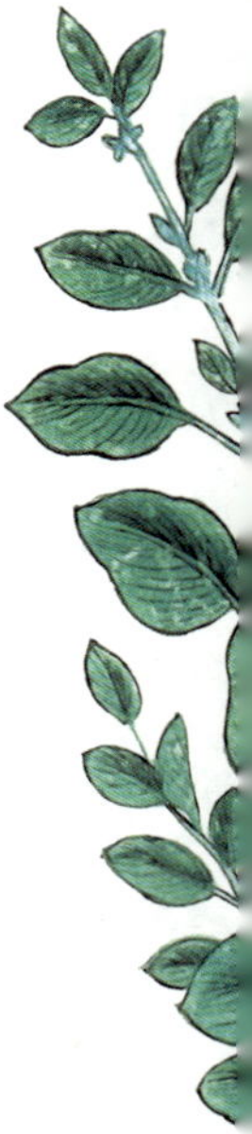

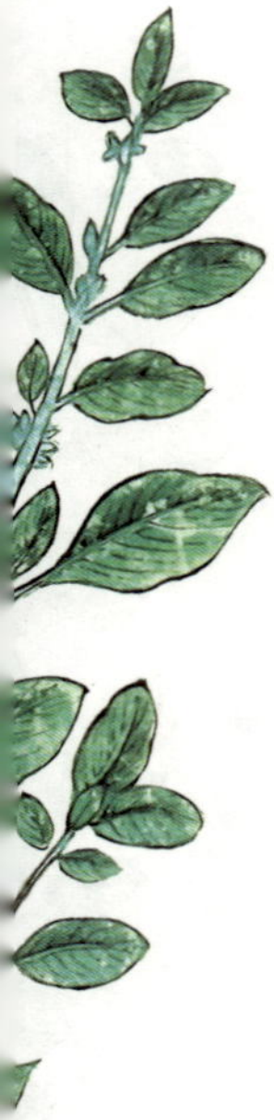

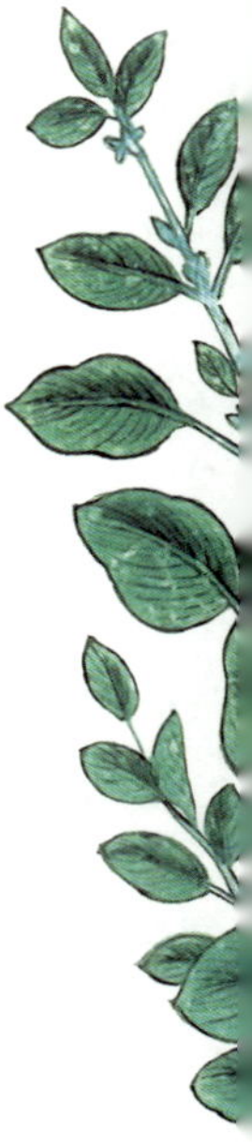

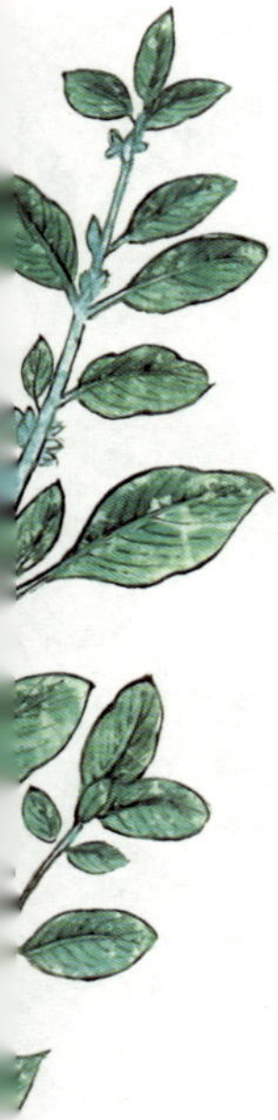

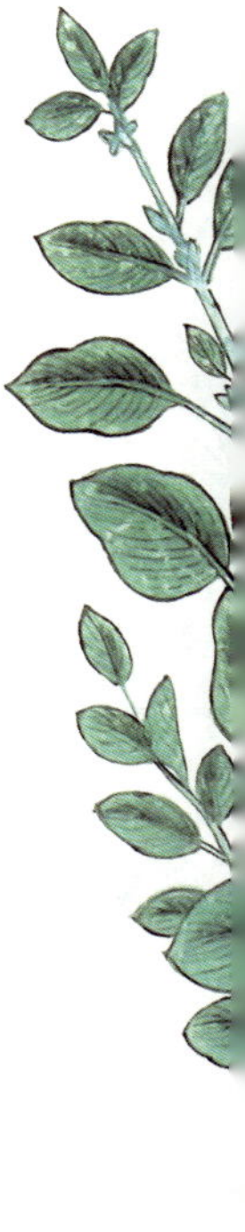

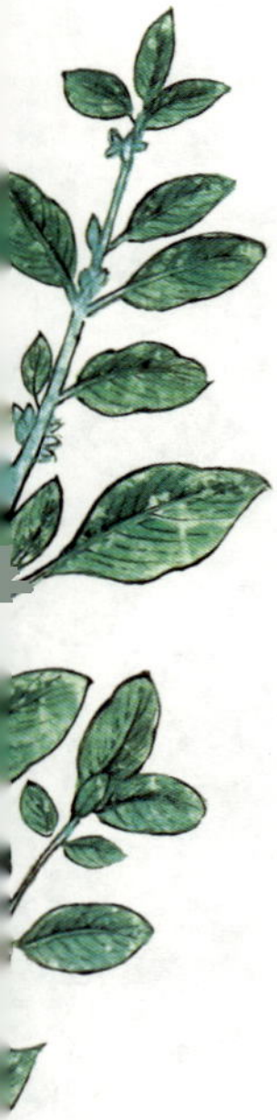

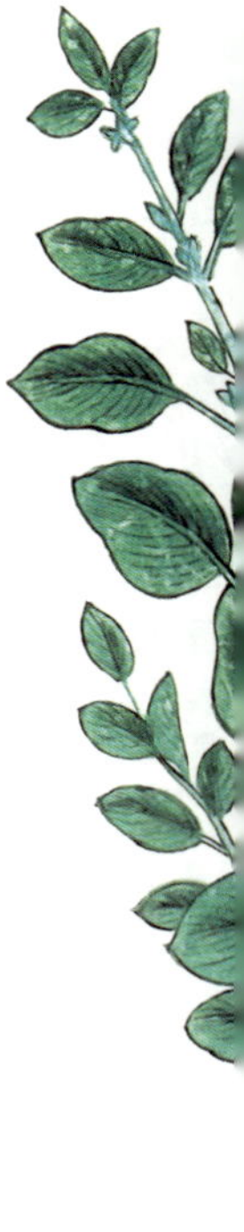

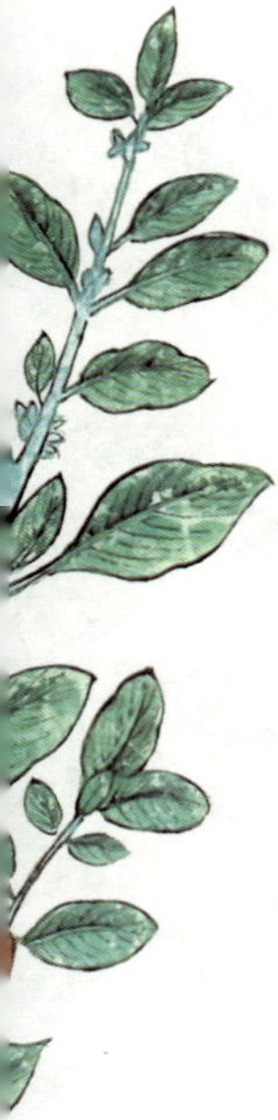

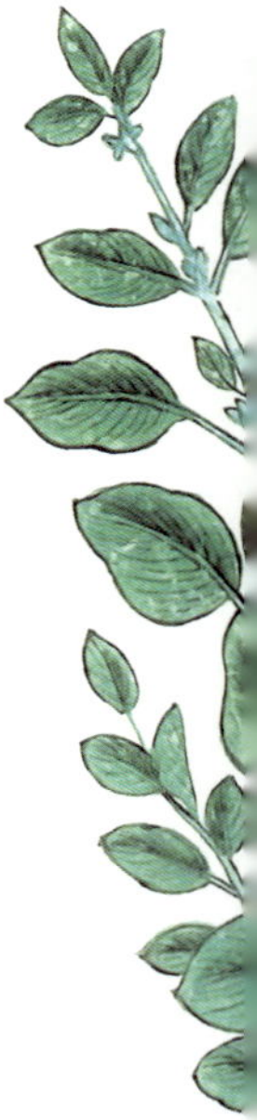

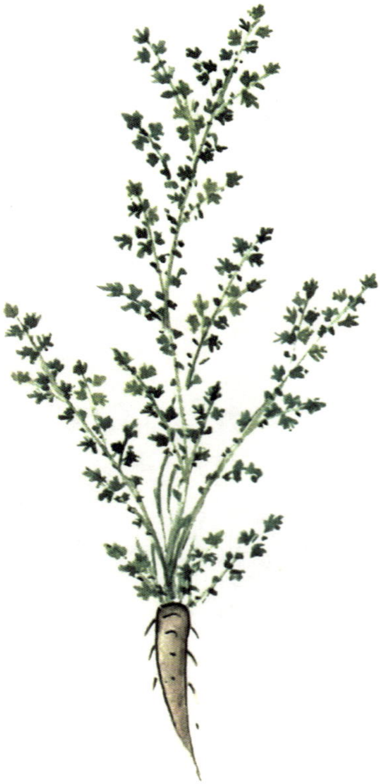

香菜

《救荒本草》云：生伊洛間，人家園圃種之。苗高一尺許；莖方、窊面、四棱，莖色紫稔；葉似薄荷葉微小，邊有細鋸齒，亦有細毛；梢頭開花作穗，花淡藕褐色。味辛香，性溫。

周按：性味辛溫，香竄。入肺脾經。發汗透疹，消食下氣，治食物積滯。氣虛之人不宜食，風熱之症不宜，多食則耗氣。

紀按：香菜又名『芫荽』。芫爆肚絲爲魯菜名品。熟肚絲、芫荽梗均切條絲狀，熱油旺火速炒，入鹽，以白胡椒點睛。芫香肚脆，白綠相間，堪爲佳味。

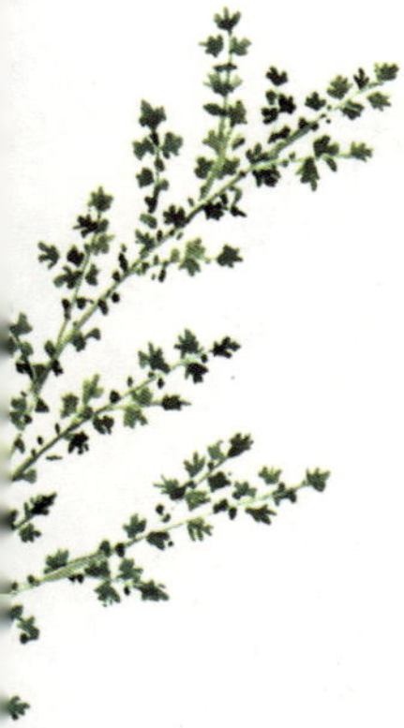

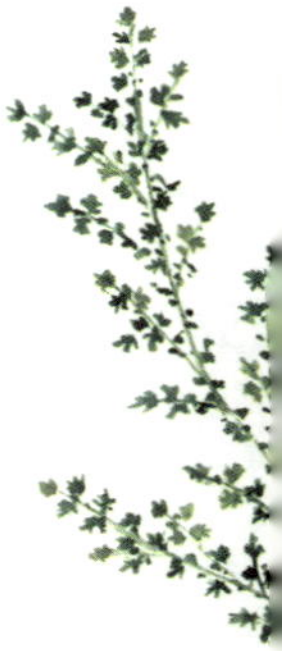

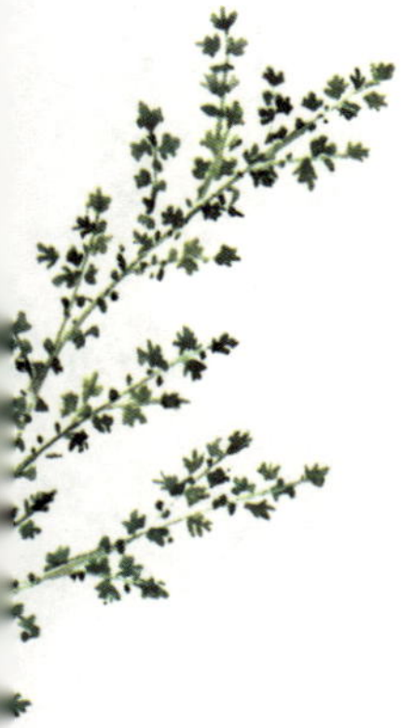

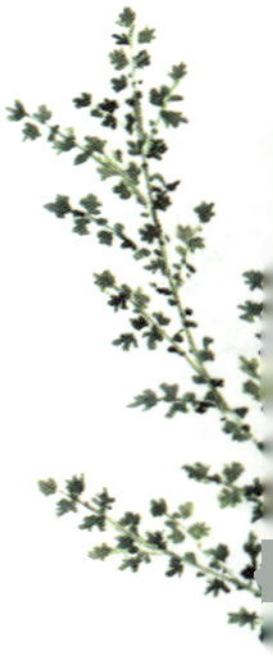

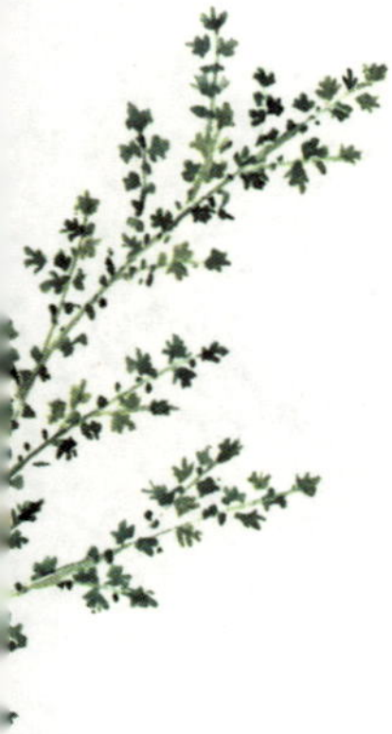

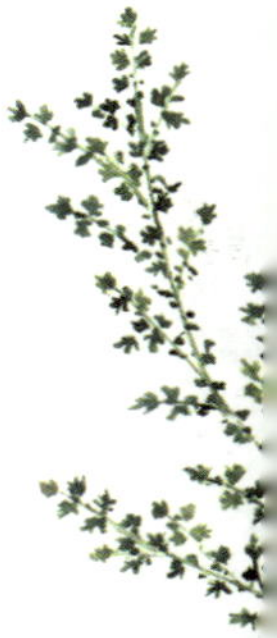

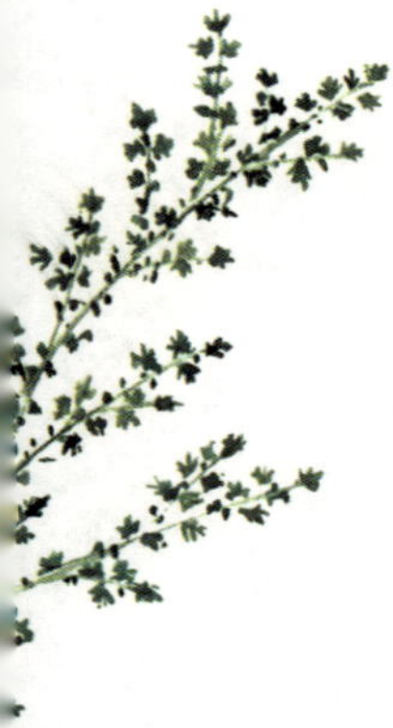

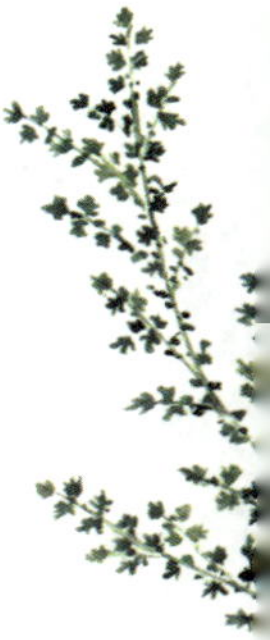

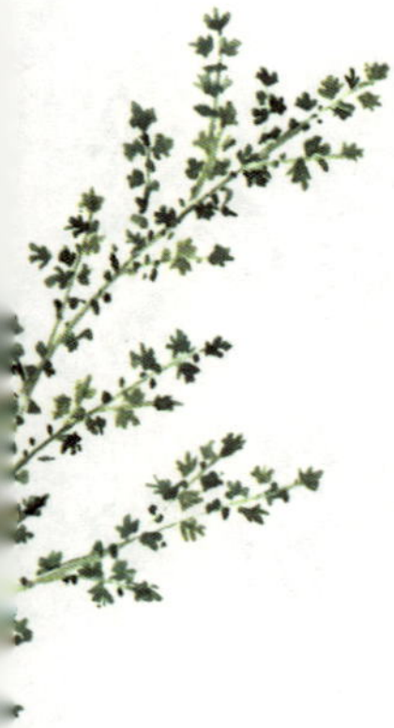

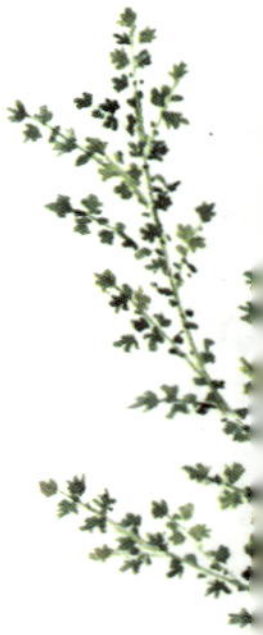

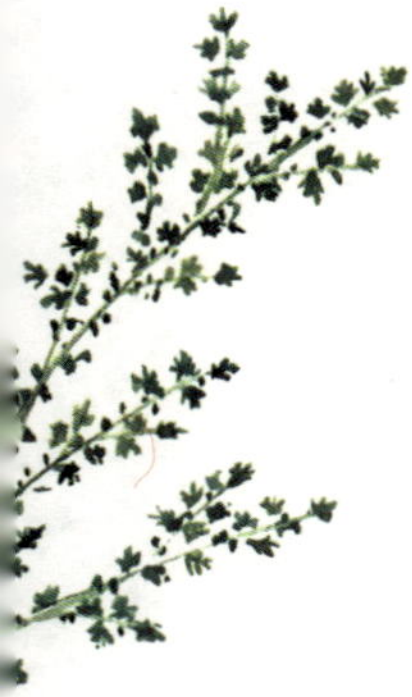

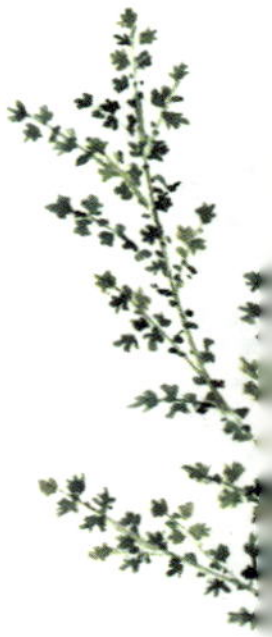

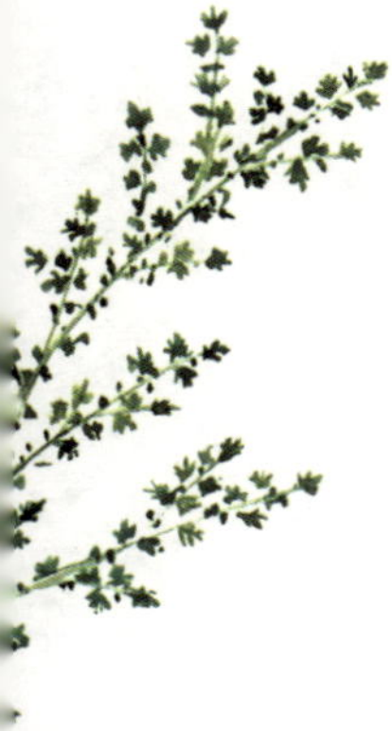

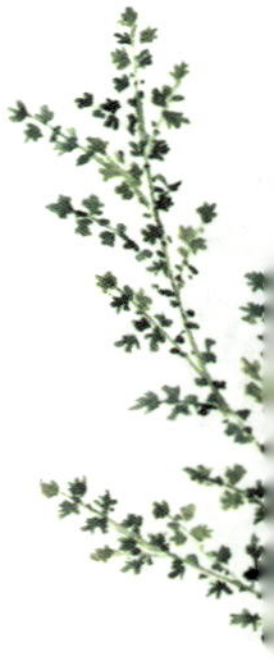

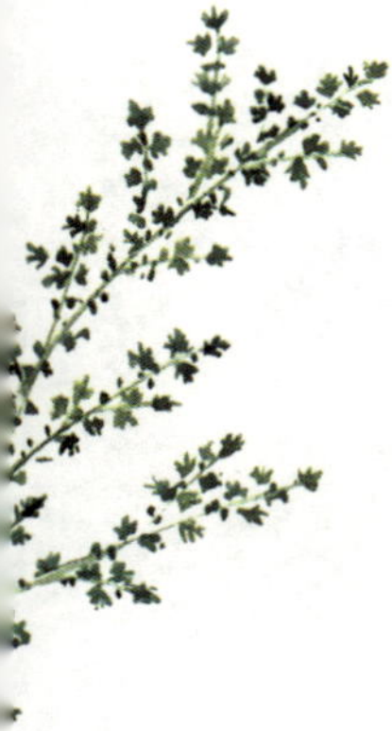

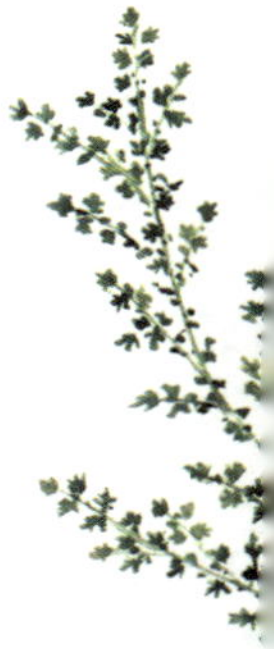

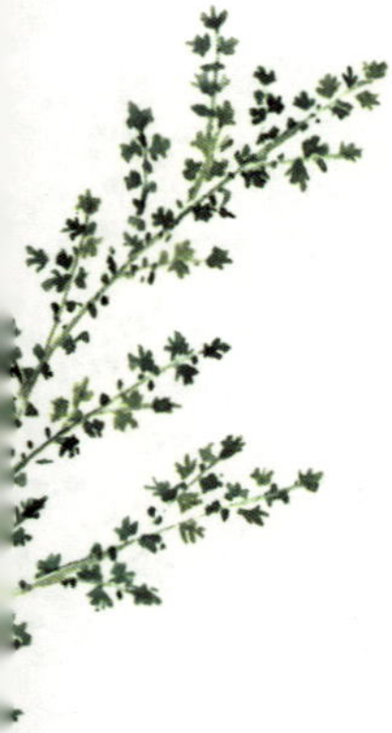

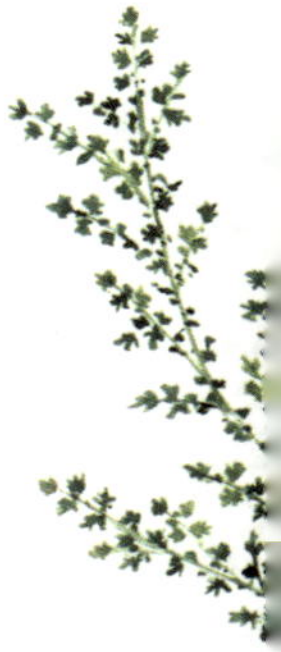

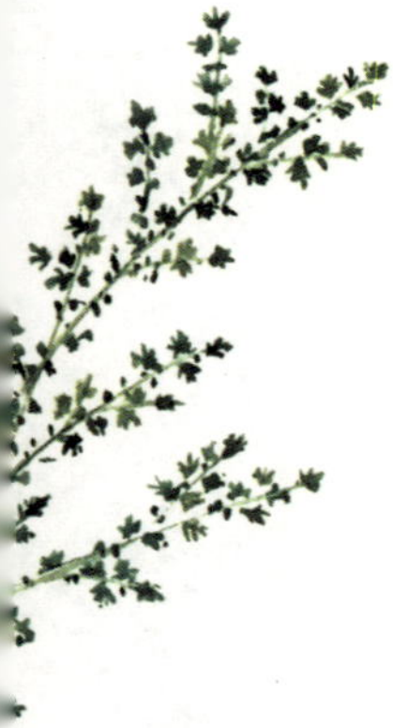

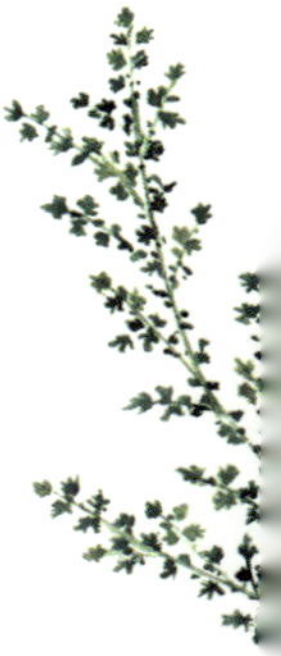

圖書在版編目（CIP）數據

野食. 春夏 / 周騰, 紀嘉馥江編著. -- 北京 : 國家圖書館出版社, 2016.5
ISBN 978-7-5013-5780-2

Ⅰ. ①野… Ⅱ. ①周… ②紀… Ⅲ. ①野生植物—食物療法 Ⅳ. ①R247.1

中國版本圖書館CIP數據核字（2016）第026968號

ISBN 978-7-5013-5780-2

書　　名　野食・春夏
著　　者　周騰　紀嘉馥江 編著
選題策劃　姝　合　王燕來
責任編輯　王燕來
篆　　刻　寄　盦
裝幀設計　落木瀟

出　　版　國家圖書館出版社（100034 北京市西城區文津街7號）
（原書目文獻出版社　北京圖書館出版社）
發　　行　010-66114536　66126153　66151313　66175620
66121706（傳真）　66126156（門市部）
E-mail　nlcpress@nlc.cn（郵購）
Website　www.nlcpress.com（投稿中心）
經　　銷　新華書店
印　　裝　北京地大天成印務有限公司
版　　次　2016年5月第1版第1次印刷

開　　本　130 × 230（毫米）　1/16
印　　張　8

書　　號　ISBN 978-7-5013-5780-2
定　　價　116.00圓

封面布料：傲幀閣　緣幀高彩織 00457
內文紙張：立得紙業　雅典美質米白 80 克